SPD

〜SPDの定義・実際・将来〜

読 本

監修：一般社団法人日本医療製品物流管理協議会

篠原出版新社

目 次

推薦文

落合慈之先生／松本謙一会長 ——————————————— iv

はじめに　SPD三十年の歴史 ——————————————— 2

序　文 ——————————————————————————— 4

第Ⅰ編　SPDとは何か ————————————————— 11

1章　SPDとは ——————————————————————— 12

（1）SPDの定義 ————————————————————— 12

（2）SPD発展の経緯・参入業者 ————————————— 14

（3）SPDの目的 ————————————————————— 16

（4）SPD運用の基本と物品の分類 ———————————— 19

（5）SPDの運用形態 —————————————————— 23

2章　委託業務としてのSPD ————————————————— 39

（1）アウトソーシングとしてのSPD ——————————— 39

（2）業務委受託（請負）と労働者派遣 —————————— 46

（3）業務委託対価と業務別契約分離 ——————————— 48

（4）SPDと公正競争規約 ———————————————— 53

3章　物流管理システム —————————————————— 55

（1）物流管理システムと病院情報システム ———————— 55

（2）マスタメンテナンス ———————————————— 59

第Ⅱ編　SPD導入でなにが変わるか ——————————— 73

1章　標準コードと医療安全・トレーサビリティ —————— 74

標準コード、標準化のメリット ————————————— 74

2章　手術室におけるSPD ————————————————— 85

（1）手術室での物品管理 ———————————————— 85

（2）セット化・キット化 ———————————————— 85

（3）原価管理 ————————————————————— 88

（4）その他 —————————————————————— 89

3章　SPD導入の効果 ──────────────── 90
（1）看護部における導入効果 ─────────── 90
（2）期待経済効果試算のシミュレーション ────── 94

4章　データ分析と経営支援 ───────────── 102
医療材料のデータ分析とマネジメント ───────── 102

5章　備蓄在庫と災害時対策 ───────────── 109
備蓄在庫調査アンケートー災害時対策の提案ー（「イザイ誌」再掲）── 109

第Ⅲ編　SPDの実際と将来像 ────────── 123
1章　SPD実施病院事例と標準コードの活用 ────── 124
（1）先進事例から学ぶー京都第二赤十字病院の場合ー ──── 124
（2）『育成』と『継続』の相関関係ー聖隷が資材の直営を続ける理由ー 132
（3）医療機器販売業者の院外SPDセンターの運営ー冨木医療器㈱の場合ー 141
（4）鋼製器具と滅菌管理ーサクラシステムプランニングの場合ー ── 146
（5）鋼製器具のデータマトリックス管理ー魚沼基幹病院の場合ー ── 153
（6）医薬品SPDについて ──────────── 161

2章　SPDの将来像 ─────────────── 166
（1）医療材料の電子商取引（EDI） ────────── 166
（2）SPDの将来像（運用管理部門としてのSPD） ───── 172

3章　共同購入 ──────────────── 177
国の政策と共同購入の関係 ───────────── 177

あとがき ───────────────── 188

SPD業務の正しい理解と普及のために

東京医療保健大学学事顧問
NTT東日本関東病院名誉院長
GS1ヘルスケアジャパン協議会会長
落合　慈之

　筆者は、この数年、医療の安全と質の向上に加えて、その効率化を目指す視点から、「医療製品識別とトレーサビリティ推進協議会」や、「日本ユーザビリティ医療情報化推進協議会（JUMP）」などにおいて、医療情報の有効利活用と、そのためのルール・インフラ作りの仕事に携わって来た。そこで痛感したことは、ごく一部の先進的医療機関を除くと、多くの医療機関が業務の多くについて、労働集約的に経験や勘を含めた人の力を頼りとしており、医療界以外の流通業や生産業に見られるような業務行程や作業過程の効率化を図ろうとする視点に欠けていることであった。当然ながら、院内における医薬品や医療機器・材料の物流（購入・保管・配置・消費〈処方・指示による投与・使用〉・注文など）について、データや客観的指標に基づく管理も不十分である。

　筆者は病院長当時、これらは病院自体の努力で、病院自ら解決するべきことと考えていた。しかし、間もなく、この考えを改めた。SPDと呼ばれるノウハウを提供する業務が存在することを知り、その結果、医療現場を熟知しているその人達に病院のビジネスプロセスマネジメントをはじめ医薬品や医療機器・材料の物流管理を託すか、全ては託さないまでもそのノウハウを随所に利用させてもらう方が得策だと思うに至ったからである。

　しかしながら、今日まで、わが国でSPD業務が正しく認知され、広く受け入れられてきたかというと、その道のりは必ずしも平坦ではなかったように思われる。SPD業務に参入した業種の中には、SPD業務を自企業が医療界に進出するための商機と捉えた業種もあれば、SPDに委託しさえすれば、それだけで自院の収支が改善するはずと、全体最適よりも局所最適にこだわった医療機関も少なくなかったからである。SPD業務を提供する側も、SPD業務を利用する側も、営利の側面だけが前面に立ってしまい、お互いの疑心暗鬼を容易に拭い去れずに来たともいえる。

　そのような中、SPD業務の正しい普及を目指して活動を続けてきたSPD研究会が、雌伏の時を超え、今回、「一般社団法人日本医療製品物流管理協議会」を立ち上げられた。名実ともにSPD事業を普及・発展させるための団体になられたわけで、誠に喜ばしいことである。

　本書、『SPD読本』は、同法人がその法人化を機に、わが国におけるSPD業務の過去を振り返り、現状を通覧し、さらに将来についての展望を試みたものである。それは読本と銘打たれていることからも判るように、単なる解説書ではない。SPD自らの反省すべき点は反省し、客観的現状分析をもとにSPDからみた医療機関側への要望も列挙し、さらには、少子高齢化を迎え、地域における医療機関のありようにも大きな変貌が求められる中、日本の医療制度を守る上で、これからのSPD業務はどうあるべきか、SPD自らの覚悟を吐露した書でもある。

　医師・看護師・技師などいわゆる医療人といわれる人々や病院に勤務する一般事務の方々の中に、本書を軽く通読するだけでSPD業務の全体を直ちに理解出来る人がどれくらいおられるか、多少の危惧を隠しきれないのが正直な所ではある。換言すれば、それほどまでに医療現場のビジネスプロセスマネジメントや物流管理は複雑であり、だからこそSPD業務の存在意義があると言うべきである。

　本書がSPD業務の正しい理解と普及につながることを祈らずにはいられない。

　2018年2月

『SPD 読本』の発刊を祝して
─大きな「期待」次なる「要望」─

サクラグローバルホールディング株式会社
代表取締役会長　松本　謙一

＜はじめに＞

　2018 年 1 月 5 日、「単回使用医療機器再製造推進協議会」が設立されました。私は人材育成を主な目的とする一般財団法人松本財団の代表として、本推進協議会の理事長に就任しました。これは、本推進協議会の性格からして、とりわけ現時点では、中立性、公益性が基本的に不可欠であるからです。今後、単回使用医療機器の再製造を、世界の流れに遅れないように、我が国でも推進すべく力を尽していきたいと考えております。今回の推進協議会の設立は、SPD 事業者にとっても、関係が深いと思います。何故ならば、本推進協議会の「貴重な医療資源の有効活用、安全管理、環境保全、経済性向上」といった目的の遂行、課題の解決には医療製品の物流管理を担う SPD 事業者の役割も欠かせないからです。

＜「SPD 読本」への期待＞

　私も SPD 研究会には設立当初から名誉会員として参加して参りました。継続的に開かれてきた研究会では、多くの知見を得ることができました。又、SPD 事業者の皆さんと意見交換をし、交流できたことにも感謝しています。とりわけ、SPD 研究会が SPD 業界の健全な発展のために尽力されたことには、深い尊敬の念を抱いております。その SPD 研究会を発展的に解消し、2017 年 12 月に、一般社団法人日本医療製品物流管理協議会を設立されたことは、医療機器業界の発展のみならず、日本の医療界全体にも大きなインパクトを与えることになるでしょう。

　一方で、SPD 事業については多様な形態が存在するため、今まで誤った理解がなされていたことも事実です。その為に、SPD 事業者が苦労されてきたという面もあったでしょう。そうした意味からも、今回出版された『SPD 読本』は、SPD に関する正しい知識を普及し、何よりも、SPD 業界の発展に寄与するであろうと期待します。

＜結び＞

　これを機に、本書が SPD に関わる方々のみならず、広く医療界、関連業界の方々にも読まれることを切に願うと共に、今後は版を重ねるごとに地域包括ケア、多職種連携等、マクロからミクロへの視点も更に深く掘り下げる一方で、海外との接点も視野に入れた次なる出版も企画されていかれたら如何などと期待しつつ、本書を心から推薦いたす次第です。

2018 年 2 月

SPD三十年の歴史

はじめに

　SPD という用語が日本に紹介されて約 30 年が経ちました。主に医療材料の物流管理手法として、SPD（医療材料等の物流管理）という言葉が使われ始めてから 20 年以上が経過しています。外部委託業務としての SPD は拡大し、医療安全、トレーサビリティの観点からも今や SPD 業務は病院経営にとっては不可欠のものとなり、その必要性・重要性が認識されるようになっています。

　1999 年 3 月に「SPD 業務の質の向上を通して医療の向上に貢献する」を目的に「継続これ力なり」をモットーに、医療業界の横断的な任意団体として SPD 研究会を発足させ、19 年にわたり活動してきました。

　この度、SPD 研究会を発展的に解消し、一般社団法人日本医療製品物流管理協議会（略称：日本 SPD 協議会）として法人化することを契機に、『SPD 読本』を出版する運びとなりました。医療に係わる行政、医療機関、医療産業界の皆様には、「分かりにくい」、「難しい」と言われてきた SPD をできるだけ易しく説明し、皆様に正確な理解と共通認識を持っていただくために、ぜひお読みいただきたく存じます。

　本書は、SPD 業務の実施を通して、SPD 事業者の視点から、日頃、言いにくい医療機関、医師・病院経営者の皆様に、苦言や、病院にはこのようにあってほしいとの要望を含め、述べています。また、本書は、日常の仕事等の参考になればとの思いで、医療製品の物流管理を説明・解説する「読物」であり、学術書ではありません。学術的な研究・分析が求められる点が多々ありますが、この点は、今後の研究者・識者の研究に委ねることにしたいと思います。

　本書は篠原出版新社発行の「イザイ誌：SPD の将来シリーズ」、学研メディカル秀潤社発行の『医療安全とトレーサビリティ』の執筆者に、新たな執筆者を加え、各種の講演・プレゼン資料や SPD 各社がビジネスに使用しているプレゼン資料を基に、加筆、修正・編集したものです。

　本書が実務を遂行するために役立ち、医療機関はじめ医療周辺産業に従事

する方々にSPDを通して、外部業務委託に関する認識を高めていただくための参考になることを、切に願っています。

(笠原庸介)

参考資料

SPDおよびSPD研究会を初めて医療機器業界に紹介するために、日本医科器械商工団体連合会の機関誌(Mic's 1999 SUMMER)に掲載された一文である。

SPD研究会の発足
― 横断的組織作りへの試み ―

株式会社メデイ・ケア情報研究所　代表取締役　笠原 庸介

■業務の正当な対価を確立させよう

SPD(Supply Processing and Distribution)方式による医療材料の物流管理効率化の手法が日本に導入されてから、7～8年が経過した現在、病院自主運営あるいは外部委託にて定数管理を実施している病院は、約500施設以上と推計されています。
実施病院では、医材購入額の軽減、不良在庫一掃、看護婦の負担軽減など一応の効果が上がっているが、DRG／PPSの導入に備え、コスト意識の向上と原価管理の徹底をなお一層推し進めることが望まれ、未実施病院の間でもSPD方式の導入気運が益々広まっています。
一方、管理サービスを提供する側の状況をみると、一部のソフト提供会社を除き、ほとんどの業者が赤字に苦しんでおり、惨憺たる状況にあるといっても過言ではないでしょう。
得意先を失うから撤退したくてもできない、黒字転換の妙薬・目処も無い。又これから始めるにも採算を考えると躊躇せざるをえないなど、まさに「やるべきかやらざるべきか」皆が"ハムレットの心境"になっています。シェアー拡大を狙ったサービスの無償提供、何ら根拠の無い1床当たり2,000円のサービス料など、赤字の理由を挙げつらうことはできますが、情報・認識不足による
足の引っ張り合い、サービスの安請合い等、自らが蒔いた種が赤字の主たる要因と言えるでしょう。
問題は、物品価格と管理サービス業務対価を分離させるかです。対価の分離、業務のすみ分けができれば、業種・業者間の共存・共生が可能と考えます。このままでは、収益性のないSPD業務は、"業"として成り立ちません。如何にしてサービス業務の正当な対価を病院に認めてもらうかに業界全体で努力していく必要があると思います。

■業種を超えた意見交換、研究、交流の場を持とう

SPD業務に携わる業者は、日医器連に加入している医療器具販売業者・製造業者をはじめ医薬品卸業者、滅菌代行業者、医療事務代行業者、商社、及びシステム・ソフト会社など多業種にわたり、SPD業務取組みの目的が其々異なるため、組織的な会合・集まりを持つことが難しく、交流・意見交換をする場も無く、競争相手の顔も分からない状態にありました。
現状打開の糸口として、業種を超えた意見交換・研究・交流の機会・場があればとの声に応え、当社が世話役となり、松本日医器連会長はじめ関係者の助言を頂き、今年の2月初旬に(仮称)SPD研究会開催を約60数社に呼びかけたところ、東北から九州までの約30社から問合わせがあり、うち21社が参加し、3月17日第1回研究会の開催に漕ぎ着けました。その後、第2回5月25日(参加27社、テーマ「SPD業務の無償提供と公正規約の解釈」講師：今野医療用具業公正取引協議会事務局長)、第3回7月13日(参加25社、テーマ「2000年問題とシステム保守」講師：川鉄情報システム、「医事請求とのリンク」講師：日本医療事務センター)に開催、有意義な会を持つことができました。

■参加者の熱意で継続させよう

第3回目からは、会員組織(入会金1万円、法人年会費5万円、個人年会費3万円)とし、趣旨：「SPD業務の質の向上を通して、業界の発展に寄与する」。会員参加資格を、幅広い参加を頂くために「趣旨に賛同する法人・個人」としました。会員登録数は、99年7月現在で26社。参加の心構えとしては、「一人一言型とし、積極的に議論に参加する。人の話だけを聞きに来るのではダメよ！自分が困っていること、やっていることを出来るだけ具体的に話し、助言を受ける。ノウハウに係わる面も可能な限り、開示するなど、ギブ・アンド・テイクの精神で！」などです。
念のため、研究会は談合の場ではありません。SPD業務に関連する諸事項・問題点を討議、研究し、業務のレベルアップを図り、病院にSPD業務の正当な価値・対価を認めてもらう点等にあります。業種・事業参入目的が異なるものが横断的な団体を継続維持していくことは、ある種の困難が伴いますが、困難の克服と地道な努力・布石が次の時代を造ります。研究会の継続と存在価値は、参加者一人一人の熱意にかかっていると言えましょう。「継続は力なり」。

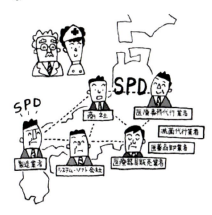

序文

　病院経営や医療材料の物流管理に興味をお持ちの方、SPD実務に従事している方々から、いろいろな質問を受ける。本書には、さまざまな用語が登場する。本書を読み進んでいただくにあたり、ここでは、まずは知っていただきたい用語の意味・解釈などを説明する。また、さまざまな質問・疑問をQ&Aの形で解説する。詳細の説明・定義などについては、後述する章をご参照いただきたい。

 SPDとは？

① SPDとはSupply Processing and Distributionの略称である。直訳すれば、「供給・加工、そして配送」である。簡単にいえば「院内の物品物流管理業務・サービス」のことである。主に、医療機関・病院で使用する医療材料、医薬品（医療製品）などの病院内での発注、在庫、払出、消費、補充業務実施・管理、および各種の情報・データ管理などについて、物流管理システムを使い、行う、物品物流管理業務・システムである。
② 物品物流管理システムとは、「SPDを行うためのコンピュータシステム」である。
③ 院外供給・預託型とは、「病院各部署に定数配置する物品を院外のSPDなどの物流センターから供給する方式で、配置する定数物品は業者の預託品」である。他に院内供給型などがある。

 預託とは？

　預託とは、SPD事業者・医療機器販売業者などが所有権を有する物品を病院に預けることである。病院側が当該物品を使用・消費した時点で病院が購入したことになり、所有権が業者から病院に移転（売買が成立）する。

Q3 SPD 業界ってあるの？

A3 　SPD 研究会には、「SPD 業界を代表する団体ですか？」との問い合わせをいただくことがある。しかし残念ながら、今までは「SPD 業界」そのものが存在していなかった。医療産業業界では、業種別・縦割りに、各業界が形成されてきた。SPD 業務サービスを提供している SPD 事業者は、医療機器販売業、医薬品卸業、商社、滅菌業、運送業など多岐の業種にわたるため、業界団体を形成することが困難であったのである。また、SPD 業務は、医療機関・病院自身が、独自に実施している場合もあり、「SPD 業務を軸」とした医療機関と医療産業が連携して、医療業界を横断的に形成することができず、SPD 業界という言葉も生まれてこなかったのだ。

 Q4 日本 SPD 協議会とは？

A4 　この度発足した日本 SPD 協議会では、医療機関にも参画いただき、医療界全体が連携して、SPD 業界を形成することを目指している。国の医療の ICT（Information and Communication Technology）化、UDI（Unique Device Identification）推進の方針に沿ってコードの標準化や、トレーサビリティの推進に、業界を代表して取り組んでいく。また、試薬あるいは医薬品の一部が医療機器（医療材料）に分類されているなど、医療材料の取扱い上の不都合が生じているため、その規制緩和を行政など関係方面に働き掛けていく予定である。現在では、国の方針を具現化するための「医療製品識別とトレーサビリティ推進協議会」（事務局：一般社団法人日本医療機器産業連合会）、および「日本ユーサビリティ医療情報化推進協議会（JUMP）」に、日本 SPD 協議会は SPD 業界を代表する立場から委員として参画し、微力ながら公的役割を果たしているところである。

 Q5 SPD はどのように運用されるのでしょうか？

A5 　医療材料を例にとると、その基本は「定数物品を配置し、消費後

序 文

に補充するサイクルを確立するもの」と言える。おおまかなサイクルはつぎの通りである。

① 病院の各部署で常時使用する物品を定める。

② バーコードや二次元バーコードを収載した定数カード、定数シールなどを定数物品に貼付する。

③ 定数物品を、一定量各部署に配置、保管する。

④ 使用・消費された時点でカード、シールを回収し、バーコードを読んで、使用・消費情報を物流管理システムに記録する。

⑤ 消費された定数物品をカード、シールを貼付して補充する。

Q6 管理対象となる物品をどのように分類しているのでしょうか？

A6 医療材料を例にとると、SPD は管理対象となる物品をつぎの3通りに分類することから始まる。

① 定数物品

常時使用する物品で、概ね5～6日（1週間）使用・消費する数量を部署に配置する。

② 非定数物品（臨時物品、都度買物品など）

1カ月に1回から、2～3カ月に1回、季節的に使用する物品。

③ 高額物品（重点管理物品）

主に高額の特定保険医療材料で、医療機器販売業者などが病院に預託するカテーテル類、整形イプラント材料などの貸出物品。

④ 貸出物品

主に特定保険医療材料で、医療機器販売業者が預託する血管系カテーテル製品、カテーテル汎用品などの長期貸出（預託）物品、および整形インプラント材料、体内埋め込み材料、創傷被覆材料などの短期貸出（預託）物品がある。

貸出というケースには、インプラント用の手術器具類などの材料や、麻酔器・透析装置などの医療機器・装置を貸出しする場合がある。後者は、ダイアライザーなど医療機器使用時の材料・消耗品を購入してもらうための手段・手法として広まっていたが、取引を誘引する行為として「公正競争規約」に抵触するため、今では公には姿を消している。「公正競争規約」に抵触するなどの問

題は、後述する第Ⅰ編2章（4）SPDと公正競争規約の章を参照いただきたい。

Q7 医療機器と医薬品の違いとは？

A7 医療機器・医療材料と医薬品は商品特性により、おのずと流通・使用などの取扱いが異なる。

項　目	医療機器	医療用医薬品
市場規模	約2.8兆円（2014年）	約11.3兆円（2013年）
製品の種類	約80〜90万品目	約2万品目
一種類当たりの市場規模	330万円	5.7億円
使用時の特徴	概ね手術、処置と一体 多くの場合一回の使用 複数の材料・器械との組み合わせ	処方・調剤・服用分離 複数回・一定期間服用 標準的使用
製造形態・製造技法	やや手工業的、幅広い技術	装置産業的、高度
その他	洗浄・滅菌等の前処理 感染性廃棄物の問題 修理・保守の必要 ＜製品というより非標準化された手工業品＞ ＜サービス財＞	一部の薬剤を除き在庫管理は比較的安易 ＜標準化された製品＞

　医薬品は販売業を営むにあたり、薬剤師の管理が求められているが、医療材料は薬剤師の管理は必要とされていない。医療脱脂綿・ガーゼ等は医薬品扱いされていたが、日本薬局方の改正（平成17年4月）により、現在では医療機器に区分変更されている。ただし、アルコールを浸潤させた消毒綿は医薬品に分類されている。しかし血管内に留置し再狭窄を防止する薬剤が塗布された薬剤溶出型ステントは、医療機器（医療材料）に分類されているなど、医薬品と医

療材料との境目があいまいな状態である。今後とも技術向上により、医薬品と医療材料の複合型の製品が登場するので、あいまいな状態が解消されることは期待薄であろう。

Q8　医療材料は医療機器なのですか？

A8　旧薬事法では医療材料は医療器具に含まれていたが、医療器具は平成 28 年 12 月改正された「医薬品，医療機器等の品質，有効性および安全性の確保等に関する法律」（通称、医薬品医療機器等法）では、医療機器と名称を変更された。医療機器とひと括りにされている。しかし、この医療機器には、画像診断機器（MRI、CT など）、生体現象計測・監視システム（心電計など）、光学機器（内視鏡など）、生体機能補助・代行機器（心臓ペースメーカー、人工関節、人工腎臓装置、ダイアライザーなど）、理学療法用機器（牽引装置、マサージ器など）、歯科用器材（歯科診療用ユニット、歯科用セラミックスなど）、施設用機器（滅菌装置、手術台など）眼科用品（視覚機能検査用機器、眼内レンズ、コンタクトレンズなど）、家庭用医療機器（家庭用マッサージ器など）、衛生材料・衛生用品（脱脂綿、ガーゼ、絆創膏など）、処置用機器（注射器、輸液セット、チューブ・カテーテル製品など）、医療用縫合材料（縫合糸、縫合針など）、鋼製器具（ピンセット・鉗子類、整形外科手術用器械器具など）、補聴器などの大型の設置型装置からガーゼなどの消耗品が含まれている。

　脱脂綿、ガーゼなどの消耗品を医療材料と呼ぶのは一般的で親しみがあるが、消耗品まで医療機器と言われるとしっくりこない。本書では、上記のうち、衛生材料・衛生用品、処置用機器、医療用縫合材料、鋼製器具、および機器・器材のうち人工関節、ダイアライザー、眼内レンズ、コンタクトレンズなど「材」にあたるものを便宜的に「医療材料」と呼び、それ以外のものを機器・装置類と呼ぶことにする。

Q9　医療サービスは、一般産業界のどのような業種に似ていますか？

A9 「医療サービスという業種は、一般産業界のどの業種の経済活動に似ていると思いますか？」と、医師、医療関係者に問いかけても、ホテル業などと、的を射た答えは返ってこない。正解は、「自動車修理業」といえるであろう。修理する対象が「物＝自動車」、もしくは「人間」かの違いだけで、医療の「診断・治療」を修理とすれば、「人間修理業」といえる。これは、あくまでも経済活動に関する比較であり、人間の尊厳、生命に対する畏敬、精神性などを排除した比較であることを、ご承知おきいただきたい。

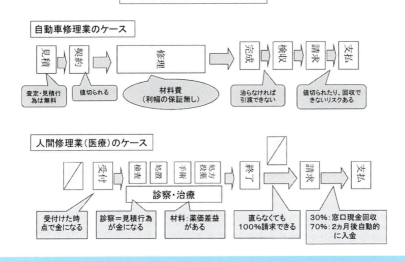

図1　経済活動・行為比較

　図1を参照いただきたい。自動車修理業では、故障車が修理業者に持ち込まれ、修理の査定・見積りを行い、修理可能な場合にのみ、見積りを提出し、時には値切られ、値段交渉を経て修理に取り掛かる。修理に使用する材料は、修理業者が自己のリスクと負担で、購入・準備する。修理終了後にはチェック（検収）を受け、修理が不完全な場合は再修理のうえ、検収・受渡される。現金支払、カード決済であれば問題はないが、引渡し後の支払では、時には代金を回収できない場合もある。

　一方、医療においては、病院の門をくぐり、受付された時点で初

診料が発生する。保険点数が決まっているとはいえ、患者には金額を提示（見積）することなく、診療・治療が行われる。使用する医薬品・医療材料などには薬価差益があり、技術料以外の利益も発生する。診療・治療の結果、病気が治らなくても、診療・治療行為に対しては、一定の報酬が保証され、その場で保険診療費用の自己負担分30%（6歳〜70歳）が支払われ、残額70%は2カ月後に支払基金から振り込まれる。通常では、残額70%には不良債権は発生せず、回収努力をする必要はない（注：未収金は本論と別次元の問題である）。

　診療報酬制度で価格が統制されているとは言え、「薬価」で収益・利益が発生し、回収リスクが少ないなど、医療は他業種とは比較にならないほど、経済活動において恵まれているといえる。

　病院の収支構造は、診療報酬・薬価が「公共料金制度≒統制経済」である一方で、医薬品、医療材料の仕入価格は、業者との個別交渉により決められる自由主義経済であり、統制経済と自由経済が混在した二重構造が病院経営を分かりにくくしている要因といえよう。

（笠原庸介）

第Ⅰ編

SPDとは何か

1章 SPDとは

（1）SPDの定義

日本と米国の定義の違い

SPD（Supply Processing and Distribution）を直訳すると「供給・加工、そして配送」となる。病院内において、医師、看護師などの医療従事者以外が行う業務が、1930代後半から急速に増大した。これは、病院の大規模化、機械化が原因とみられる。それらの業務に医療従事者が時間を取られ、本来業務に悪影響を及ぼし始めた。米国の医療経営コンサルタントのゴードン・フリーセン氏（Gordon A. Friesen, 1909-1992）は、このような本業以外の業務の増加が、病院経営を悪化することを懸念した。そこで、すべての物品（汚物類の受け入れ、食料、医薬品、材料、リネン、機器類のハブ機能）の管理の中央化を行う、病院の物流効率化策として、1960年後半から1970年に提唱したプランが、SPDである。日本には、約30数年前に紹介された。

本書で解説する日本流のSPD業務とは異なり、米国でのSPDは、中央滅菌材料室の名称、あるいは中央化サポートサービス業務のことを称している。また、米国では、日本のようにSPD業務を外部に一括業務委託するケースはほとんどないが、一部の管理業務を大手の物流業者（マッケンソン社、O&M社、など）が請け負っているケースはあるようだ。

米国の退役軍人局（Veterans Affairs（VA））の「Supply Processing and Distribution design guide」（February2010）によると、SPDの使命は、患者の治療器材を必要な場所に供給し、汚染物を浄化・滅菌室に回収する流れを確立することである。そのための「SPDデザインガイド」には、コミュニケーション、洗浄滅菌の方法、動線、場所、環境、レイアウト、空調、電気、設備、通信、滅菌器、配送システム等に関する基準が示されている。

いずれにせよ、米国のSPDは、日本流の単なる医療材料等の管理手法、

物流システムとは異なり、幅広い範囲をカバーしている。そのため、日米での SPD の解釈は異なり、日米の SPD の比較は、日米の医療保険制度などの医療システムの違いを踏まえた研究が必要であり、今後、医療制度・病院経営の研究者に期待するところである。

SPD 研究会としての定義

「物品管理業務を、外部事業者に業務委託するのが SPD だ」、「業者が物品を病院に預け、病院が使用・消費した時点で所有権が病院に移転する預託方式が SPD である」、「在庫管理ができて、物品の売買契約と絡めて物品が廉価に仕入れることができるのが SPD だ」等、その定義は千差万別で、長年にわたり SPD 業務自体の定義は、あいまいであった。

2009 年（平成 21 年）2 月に開催された厚生労働省医政局主催の「第 2 回医療機器の流通改善に関する懇談会」において、SPD 研究会では、「SPD について」の説明役を仰せつかり、以下のように広義の定義付けを行った。

「SPD とは、病院が使用・消費する物品（医療材料を主として、医薬品、試薬、滅菌・再生品、手術器械・鋼製器具、ME 機器、文具・日用雑貨、印刷物、など）の選定、調達・購入方法の設定、発注から在庫・払出・使用・消費・消毒・滅菌・補充に至る一連の物品の流れ（物流）、取引の流れ（商流）、および情報の流れ（情流）を、物品管理コンピュータ・システムを使い管理することにより、トレーザビリティなど医療の安全性を確保すると共に、コスト削減、原価管理など、病院経営改善・効率化に資するための『物品・物流管理システム』のことをいう」

また、物品・物流管理業務を、病院が独自に行う場合も、外部の業務に委託する場合のいずれも、SPD である。

ただし、「医療材料・医薬品」に限定した場合、SPD（業務）とは、①物流管理業務（医療材料等の定数管理、在庫・払出・消費管理、受発注管理業務、など）と、①の付随業務としての、②調達・購買業務（医療材料等の価格交渉・決定、一括調達・購買、帳合い、など）がある。①と②を合わせて SPD という場合がある。

より理解を深めるためには、注釈としてつぎの点に留意する必要がある。

①物流・商流・情流の範囲、運用方法、および物品売買契約等に関する形態として、多種多様なSPDの型があること。
②SPD運用管理方式として、定数管理、バーコード管理など、労務作業として小分け、定数カード貼付、院内配送などがあり、単独の運用管理や作業業務を行うだけでは「SPD」とは言わないこと。

当時、SPD研究会では、上記定義を拡大し、診療部門に対して、人事・会計・財務部門を除く業務（物品・物流管理業務のみならず、施設管理、事業性の管理などを含め）を包括する「運用管理部門」としてSPDを位置付けることを提案した。

詳細については、第Ⅲ編 第2章 SPDの将来像（運用管理部門としてのSPD）を参照いただきたい。なお、一部のSPD事業者はすでに「運用管理部門」業務を包括的に受託しているが、未だにこの拡大定義の議論は進んでいないのが現状である。

（2）SPD発展の経緯・参入業者

なぜ、SPD研究会は発足したか

1987年（昭和62年）頃、中央材料室の滅菌業務等に加え、医療材料管理業務をサクラ精機社が始めた。また、エフエスユニマネジメント社は、医療材料・医薬品・滅菌器材・ME機器の一元的な院内管理代行業務を始め、前後して、川鉄病院などが病院独自に医療材料の定数管理手法を導入した。

院外供給・預託型は、1991年（平成元年）頃に、ユニファ社（藤原正記社長）が原三信病院（福岡市）にて最初に手掛けた。その後、1994年（平成6年）に、日本医科大学多摩永山病院での同サービスを伊藤忠商事（元ヘルスケアテック⇒現エア・ウォーター・メディエイチ）が引継ぎ、1995年（平成7年）には、三菱商事（日本ホスピタルサービス⇒現エム・シー・ヘルスケア）が参入した。

医療機器販売業者としては、1990年（平成2年）に、中川誠光堂（現、MMコーポレーション）が物品管理システムの提供、および管理業務を開始した。その後、商社の参入に対抗して、多数の医療機器販売業者が、院外

供給・預託型のサービス提供を始めた。商社のシェア拡大に伴い、院外供給・預託型が SPD であるとの認識も一部に広まった。

1990 年代中頃から、医薬品卸・医療事務・リネン・滅菌・医療ガス・システム業者など、さまざまな業種の企業が SPD 業務を手掛けるようになった。しかし、医療材料の商権を守るため、あるいは本業の商権確保を狙って SPD 業務を無償、もしくはタダ同然の対価で受託したため、SPD 業務の質の低下を招いた。その後も、採算性が悪いなどの理由で SPD 事業からの撤退、事業売却など紆余曲折を経て、今日に至っている。

このままでは、SPD 業務が「業」として成り立たず、消滅してしまうとの危機感から、「継続これ力なり」を合言葉に、業界横断的に集まる呉越同舟の任意団体として、SPD 業務を「業」として成り立たせ、医療に貢献するための研究・検討をしていくことを目的に、1999 年（平成 11 年）に SPD 研究会が発足した。そして、2017 年 12 月には SPD 研究会を発展的に解消し、日本 SPD 協議会の設立に至っている。

SPD 参入業者と医療関係産業界

「SPD 研究会は、SPD 業界を代表しているのか？」との質問を受けることがある。医療関係者にも SPD をよく理解されていない現状では、「SPD 業界」というのは憚れる。SPD 業界を組成することも SPD 協議会設立の目的のひとつなのである。

産業界では、同一の業種・分野を業界というのが一般的だ。医療機器産業関連の業界では、つぎのような業種別の協会があり、その業界団体の集合体として、一般社団法人医療機器産業連合会がある。

（一社）電子情報技術産業協会／日本医用光学機器工業会／商工組合 日本医療機器協会／（一社）日本医療機器工業会／（一社）日本医療機器テクノロジー協会／（一社）日本医療機器販売業協会／（一社）日本医療機器ネットワーク協会／日本医療用縫合糸協会／（一社）日本衛生材料工業連合会／（一社）日本画像医療システム工業会／（一社）日本眼科医療機器協会／（一社）日本コンタクトレンズ協会／日本在宅医療福祉協会／（一社）日本歯科商工協会／（一社）日本分析機器工業会／（一社）日本ホームヘルス機器協会／（一社）日本補聴器工業会／（一社）日本補聴器販売店協会／日本理学療法機器工業会／（一社）日本臨床検査薬協会

その他の業種・業界としては、在宅酸素、院外滅菌消毒、院内滅菌消毒、寝具類洗濯、患者等給食、患者搬送、院内清掃、衛生検査所、医療用ガス、医療事務などがある。

さまざまな業種の存在

SPD は医療機器卸売業、医薬品卸売業、大手商社、人材派遣業、滅菌業、システム開発会社、寝具類洗濯（リネン）、医療事務、医療用ガスなど、幅広い業種の会社が事業の一部門として、あるいは専門の子会社を設立して取り組んでいる。

本書では、SPD 業務を受託している業者を総称して「SPD 事業者」と呼ぶことにする。その中でも①SPD 業務受託を主たる業務としている業者（以下、SPD 専門業者）と、②医療機器販売を主たる業務にしている医療機器販売業者（以下、SPD 医販業者）が主流を占めている。また、SPD 業務を医療機関自身が実施しているケースや、MS 法人を有する医療機関においては、MS 法人が自院向けに SPD 業務を行っている事例も多い。

（3）SPDの目的

SPD を導入する目的とはどのようなものであろうか？ 簡単にいえば、病院が抱えている在庫、在庫関連業務、管理業務（図 1）の悩みを解消することである。

1990 年前半に商社が始めた院外供給・預託型の業務委託型 SPD は、つぎのようなより詳細な目的を掲げていた。

①材料費用の削減（購入総額の削減）
②看護スタッフの負担軽減
③在庫管理（不動在庫の防止）
④使用・消費情報のデータ管理（原価管理）
⑤保険請求漏れ防止
⑥発注・管理業務の簡素化・効率化

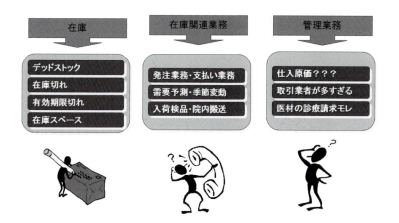

図1　病院の悩み

⑦物品の質・安全性の確保（期限切れ防止）
⑧院内スペースの有効活用（院外SPD導入）

　①材料費用の削減（購入総額の削減）については、単なる「購入する医療材料価格の値引き・削減」と誤解されているようなので、正確な意図を説明したい。当初の目的は「不動在庫、期限切れ在庫を防ぐことにより、購入品・在庫品を有効に使用・消費し、その結果として全体の医療材料購入額（材料費用）を削減する」ことであった。しかしながら、院外供給・預託型SPDサービス提供の条件として、発注・在庫・消費の一連のサイクルを管理するため、病院の事務作業を縮減するなど、発注・管理業務の簡素化・効率化の目的でSPD専門業者が病院の購入窓口となり、一括仕入して病院に売る形態（仕入一元化）をとるようになると、目的も変化してきた。

　病院の購入価格（SPD専門業者の売り価格）については、病院が購入している従来の価格と同一金額とし、SPD専門業者の売買利益（手数料）は、販売業者、あるいはメーカーに捻出してもらっていた。この仕入一元化方式（図2, 3）を発展させ、病院の購入窓口として一括仕入・売上とする有利な立場を利用して、販売業者、あるいはメーカーに購入価格の値引き要求をした結果、SPD専門業者の仕入価格の大幅な低減が実現できた。その低減分の一部を病院に還元することを謳い文句に、SPD業務を受託するSPD事業

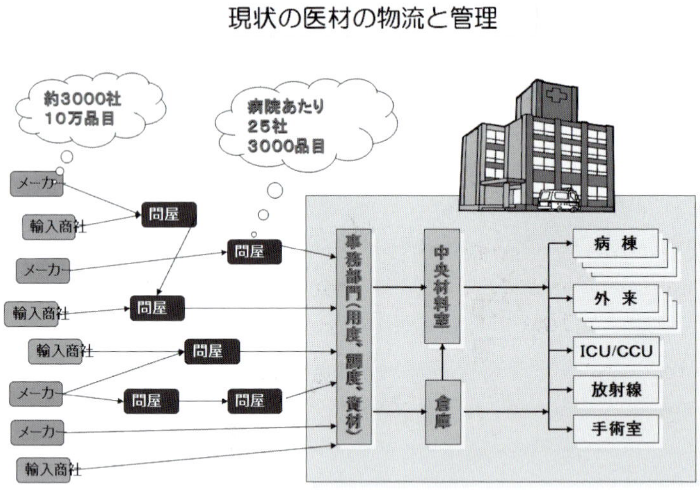

1章　SPDとは　／　(3) SPDの目的

現状の医材の物流と管理

約3000社
10万品目

病院あたり
25社
3000品目

メーカー
輸入商社
問屋
メーカー
問屋
輸入商社
問屋
輸入商社
問屋
メーカー
問屋
問屋
メーカー
輸入商社

事務部門（用度、調度、資材）
中央材料室
倉庫

病棟
外来
ICU/CCU
放射線
手術室

図2　現状の物流管理

者が登場してきた。その結果、物流管理業務の付随業務としての調達・購買業務に重点を置いたSPD契約が広まり、SPDを導入すれば、医療材料価格が安くなると喧伝されるようになったのである。病院側としても、物流管理業務（SPD）よりも医療材料価格が安くなることに感心が高くなり、「SPDを導入すれば、医療材料価格が安くなり、在庫管理ができる」との歪曲された認識が広まった。

　②看護スタッフの負担軽減については、第Ⅱ編3章SPD導入効果を参照いただきたい。

　③〜⑦については詳しい説明は不要と思うが、⑤保険請求漏れ防止について若干触れる。請求漏れは、単にSPD業務を導入すれば防止できるというわけではない。SPD側で把握する特材の使用実績データをシステムを用いて医事課に提供し、保険請求漏れが発生していないかを相互にチェックする連携プレーが必須である。

　⑧院内スペースの有効活用は、病院内の倉庫スペースが狭いため、SPD事業者の物流センターに倉庫を外に出して空いたスペースを他の目的に活用しようとするものである。

　SPD業務の質が向上すると共に、経営支援の観点から原価管理の深耕化、物流情報と電子カルテ等との連携、医療安全、他業務への拡大などに期待が広がり、SPD事業者は鋭意、業務の拡大に取り組んでいるところである。

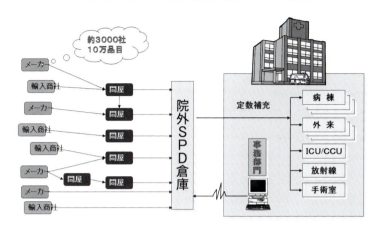

図3　院外SPD物流

拡大している業務内容は、以下の業務である。

○ 経営支援（原価管理、物流情報と電子カルテ等との連携、など）
○ 手術室の運営支援、およびセット・キット化
○ 医薬品管理などの外部委託業務への拡大・展開
○ 医療安全・トレーサビリティ

（4）SPD運用の基本と物品の分類

運用の基本

　SPDの運用はどのように行うのであろうか？　医療材料の物流管理を例にすると、運用の基本は「定数物品を配置し、消費後に補充するサイクルを確立するもの」と言える。おおまかなサイクルはつぎの通りである。

①病院の各部署で常時使用する物品を定める。

②バーコードや二次元バーコードを収載した定数カード、定数シールなど
を定数物品に貼付する。
③定数物品を一定量各部署に配置、保存する。
④使用・消費された時点でカード、シールを回収し、バーコードを読んで、
使用・消費情報を物流管理システムに記録する。
⑤消費された定数物品をカードシートに貼付して補充する。

物品の分類

医療材料の場合は、SPD は管理対象となる物品をつぎの 3 通りに分類す
ることから始まる。
1) 物品の分類・定義
　①定数物品
　　・常時使用する物品で、概ね 5 ～ 6 日（1 週間）使用・消費する数量
　　を配置する。日数は特に定めがなく、各部署の特性に合わせて取り決
　　める。
　　・配置単位は、中箱、小箱、小分け（例:10 本 1 パック）、個包装など、
　　物品の性格、包装単位を考慮して取り決める。
　　・補充サイクルは、週に 2 ～ 3 回。欠品を起さない補充サイクルを設
　　定する。
　　・ちなみに SPD 事業者の預託物品の対象は定数物品である。
　②非定数物品　（臨時物品、都度買物品など）
　　・1 カ月に 1 回から 2 ～ 3 カ月に 1 回、季節的に使用する物品。
　　・部署単位で固有に使用される物品で、部署の在庫となる。
　　・購入単位は最小販売単位（中箱が最小か）であることが望ましい。
　③高額物品（重点管理物品）
　　・主に特定保険医療材料で、医療機器販売業者が預託する血管系カテー
　　テル製品、カテーテル汎用品などの長期貸出（預託）物品、および整
　　形インプラント材料、体内埋め込み材料、創傷被覆材料などの短期貸
　　出（預託）物品である。

▲緊急物品は？
SPD 業務を開始する際に、「緊急物品」はどうするのか？　どうなるの

か？　との質問を受ける。一般的に「緊急物品」とは、病院で使いたい時にその物品がないので、緊急に手配する必要がある物品のことをいう。緊急物品発生の要因は、発注漏れ、手配漏れ等により準備できていない、在庫がない場合である。上記の物品分類（カテゴリー）と緊急物品では自ずから次元が異なるので、管理対象となる物品の分類（カテゴリー）には緊急物品は存在しない。緊急物品・欠品が発生しないようにするのも SPD の目的のひとつである。

2）定数物品と物品の選定

　物品の選定・決定権限は、だれにあるのか？　部署の定数物品と非定数物品は、医師・看護師が決める。大規模な病院では、医療材料選定委員会を設置することが基本である。しかし、診療科別の垣根を越えて、どこまで専門外の診療科の物品に口出しできるのかなど、委員会は実効性に乏しく、委員会が形骸化しているケースが多い。

　SPD の基本は、物品品目数を最小化することである。品目数が少なければ少ないほど、管理は簡単であることは言うまでもない。500 床以上の病院でも、サイズ違いも含め、約 3,000 品目もあれば十分である。特に同種同効品の整理が大切だ。

　SPD 開始当初は、過去の使用実績データがないため、長年の経験則や勘で定数配置して、物品・数量を決めることになる。そのため、定数物品のうち稼動しない物品（不稼動物品）や、回転率の悪い定数物品が出てくるのは避けられない。これをできるだけ早く整理・見直しすることによって、無駄のない効率的な SPD 運用が可能となる。

3）非定数物品（臨時物品、都度買物品、など）の管理

　SPD システムが順調に稼動すれば、定数物品の管理は、病院、SPD 事業者にとって容易なものになる。問題となるのは、臨時物品の管理である。臨時物品には、医師の好みにより臨時に発注するケースが多く、各部署が単独で購入・保管在庫している場合や、購入単位が中箱、小箱単位で 1 ～ 2 本使用した残りが不可動在庫となり、滅菌期間が切れた物品や、物品が古くなり廃棄され、在庫破棄損が出るものなどがある。

　SPD 事業者に頼るだけでは、この問題は解決できない。つぎのような解決策が考えられる。ただし、問題解決のためには、院内ルールの徹底、医師・看護師の意識の向上と、協調性、協力度合いなどが不可欠である。

①材料購入検討委員会で承認したもの以外は、購入できないルールの確立・徹底。

②物品マスタに登録されているもの以外は、購入できないルールの確立・徹底。

③部署在庫明細が他部署からも検索・閲覧できる物流管理コンピュータシステムの導入。

④発注物品が病院全体在庫として、あるか、ないかを発注前にチェックするルールの徹底と習慣化。

⑤他部署購入・在庫物品の貸し借りルールの確立・徹底と習慣化。

⑥用度課・物流センターなど在庫コントロール機能の一元管理体制の確立、など。

4) 高額物品（貸出物品）の管理と情報の一元化

　貸出業者に貸出物品の管理を一任しているケースが多く、病院・貸出業者共に杜撰な管理をしていると、1本・個、20 ～ 30 万円以上もする物品の紛失、貸出数量が合わないケースが多発する。このことが露見しないのは、大半のケースでは貸出業者が損を被り、帳尻を合わせているためであり、皮肉なことを言えば、それだけ貸出業者の儲けが大きいことの表れとも言えなくない。また、貸出物品は、医師と貸出業者の癒着が取沙汰されることもある。不透明な取引、金銭疑惑の温床になっているといわれているのだ。貸出業者任せにせず、病院・貸出業者間できちんとした管理体制を構築することが必要である。

　SPD 事業者等を介在させず、貸出物品の売買を病院・貸出業者間で行う場合でも、高額物品を SPD の運用対象として、病院あるいは外部委託業者（SPD 事業者）が、SPD 物流管理システムを活用することで管理することは可能である。その場合は、定数カードと同様のカード（貸出カード）等を貸出業者に発行・支給し、貸出物品にカードを貼付させ、部署に配置（貸出）させることにより、定数物品と同様の運用サイクルで、発注・手配指示（事後発注）、配置在庫管理、使用・消費データ管理などを行うことができるのである。SPD 物流管理システムで、部署別の定数、非定数、貸出物品の消費データを一元管理することにより、初めて一元化された患者別消費管理が可能となる。このようなデータの一元管理が、経営支援データ（医師別、術式別原価管理など）作成の源になるのである。

（5）SPDの運用形態

　病院職員・パートで行う自主運用のケース、および外部業者に委託するケースを含め物品・物流の全体像を把握すると共に、物品の売り買いについても理解する必要がある。

　「物品・物流管理システム」と「物品の売買」の両面から、SPD運用形態および問題点などをみて行く。

1）SPD業務の運用

A）物品・物流管理システムの運用形態

　運用形態は、つぎの3点に大別される。

　i）SPDの運用はだれが担当するのか？
　ii）物品が部署に配送される元倉庫はどこにあるか？
　iii）元倉庫・部署の在庫（物品）の所有権はだれにあるか？

i）SPDの運用担当

　運用担当は、①病院職員が自主管理するものと、②SPD事業者に外部委託するのかのどちらかになる。

①自主管理＝病院職員が行う場合

　文字通り、病院職員および病院が雇用する嘱託・パート職員が行うものである。ただし、小分け、定数カード添付、部署への院内配送（メッセンジャー）など一部の業務を納入業者に行わせているケースがある。この場合には、公正取引上の観点からつぎの点に留意する必要である。

　医療材料・医薬品の物品売買契約では、納品場所として院内倉庫への納品（搬入）が定められているが、それ以外の搬入・配送業務の納入業者作業負担は定められていないのが一般的である。納入業者に倉庫から部署への配送業務を強いると、病院業務の無償の肩代わり＝「景品類の提供」として医療用具業公正競争規約違反になる可能性ある。しかし、現実的には、ほとんどの病院職員は規約違反の可能性を意識していない。

一方で、納入業者（医療機器販売業者）の立場からすると、価格決定後に病院が納入業者に無償作業を押し付け、いやなら変えると言われた場合、独占禁止法の「優越的地位の乱用」に該当するのではないかと、クレームしたいところである。しかしながら、公正取引委員会の見解では、問題ないとのことのようだ。公取の本音を推し量ると、「医療機器業界は古くから商習慣として自らいろいろな便宜を図ってきたでしょう。自分たちで病院をそのようにしておいて、この点だけを取り上げ、いまさらなにを言っているの…」ということのようだ。いずれにせよ、納入業者、病院共に医療業界特有の古い商習慣から脱皮する努力が求められており、法を遵守した健全な商取引を行うことが肝要である。

自主管理の最大の問題は、人的問題である。特に官公立病院の場合、職員の頻繁な異動により用度・物品担当責任者等が育成しにくく、院内ルールの確立も難しく、医師・看護師がSPDをよく理解できていない点もある。その結果、肝心の物品マスタ登録ができない、定数管理、データ管理ができないという事態を生じている。民間病院でも同様ではあるが、先進的な、実力のある民間病院では、専門家を育成し、情報システム部や子会社がしっかり管理している例が、最近みられるようになってきた。

②外部委託＝外部業者（SPD事業者）に委託する場合

問題点としては、購入価格情報がSPD事業者に知られることである。そのため、SPD事業者、あるいは納入業者の子会社・関係会社が納入業者・入札業者となる場合には不公平になる。解決策としては、現状の購入価格情報を開示して入札するケースがある。ただし、購入価格は入札後に特定業者と再交渉するケースもあり、すべての購入価格情報を公開することを問題視する向きもある。

◎利益相反、双方代理の問題

SPD事業者が医療材料の材料価格を入札する納入業者（サプライヤー）の立場である一方で、物流管理業務を受託している場合、病院側の代行者として価格の妥当性の判断、価格交渉などの業務を担当するのはSPD事業者が双方を代理する立場になり、利益相反になる問題点が指摘されている。

特に各種医療材料の代理店であるSPD医販業者にとっては、深刻な問題と考えられる。医販業者（納入業者）としては、SPD専門子会社を

設立しているが、資本関係があり微妙なところである。ちなみに、利益相反の問題を認識している公的病院もあるが、その解決策を入札者に提案させようとしているがいかがなものであろうか。

ii）物品が部署に配送される元倉庫には、3通りある。

①病院の倉庫・物流センター

病院の倉庫から払出、配送するケースであるが、病院購入物品が対象となる。

SPD事業者預託物品の場合で、SPD事業者が自己の所有物品を病院倉庫に保管し、払出、配送、部署に預託し、販売するケースを、通常は「院内倉庫型」と呼んでいる。

注）院内倉庫はSPD事業者の倉庫であり、院内倉庫は、医機法第39条（高度管理医療機器等の販売及び貸与業の許可）の店舗、および第39条の3（高度管理医療機器等の販売業及び賃貸業の許可）の営業所に該当し、都道府県知事の許可を取得する必要がないかとの疑義が一部にある。たとえ、病院内の倉庫を業者店舗、営業所として届け出ても医療法（施設の用途、区分など）の関係で許可されない。一時的な仮置きの場所、一時保管場所と見なすことができれば問題ないとの見方もあるが、法的にはグレーな部分があるといえる。

②SPD事業者の院外物流センター

定数物品を病院に預託するケースが大半である。

③納入業者・貸出業者の倉庫・物流センター

人工骨、ペースメーカー、カテーテルなどの特定保険治療材料の貸出が主で、手術室、カテ室に貸し出すケースである。②に包含してもよい。

iii）物品の所有権の移転時期については、3通りある。
①病院の購入品

納入業者が病院に納品し、病院が検収・受領した時点で所有権が病院に移転する。
②SPD事業者の預託品

部署に預託した物品を患者に使用（消費）した時点で、所有権が病院に移

転するもの。
　具体的には、定数補充のためにカウントした時点、添付カードを回収ボックスに投入した時点、カート・トレーを交換した時点、セット化した時点などがある。

③貸出業者の貸出品（預託品）
　手術室、カテ室に貸出品を使用・消費した時点。

B）物品の売買契約
i）物品売買契約には、3通りある。

①病院と納入業者・貸出業者間の契約
　一般的に、民間病院・官公立病院等で行われているケースである。

②病院とSPD事業者間の契約
　預託のケース、あるいは仕入先をSPD事業者に一元化する場合に行われるケース。

③病院とSPD事業者間、および病院と納入業者・貸出御者間の契約混在型

　・一般医療材料は、病院・SPD事業者間
　・特定保険医療材料は、病院・貸出業者間
　・臨時購入品、緊急対応品は、病院・納入業者間

　SPD業務委託のケースでは、③のケースがほとんどである。また、「一括供給型」あるいは「一社独占供給型」と呼ぶケースは、定数物品（一般医療材料）が主体であり、非定数物品を含む場合、含まない場合があり、特定保険治療材料はほとんどのケースで対象外となっているが、売買を後付でSPD事業者を経由して行う場合がある。

2）SPDの運用形態

　今までに院外供給・預託方式、院内供給型などいろいろな言い方が登場してきた。いろいろな運用形態を分類する基本的な方法としては、①管理業

務の主体 ②医療材料等が各部署に配送されるベースとなる在庫・保管場所 ③管理する対象物品、の組み合わせになる。

① 管理業務
　病院が自ら行う「自主管理型」
　外部委託による「管理代行型」
② 在庫・保管場所
　病院内倉庫の「院内（供給）型」
　病院の外にあるSPD事業者等の倉庫・物流センターの「院外（供給）型」
③ 管理対象物品
　病院が購入した「購入品」
　使用・消費時に所有権がSPD事業者から病院に移転する「預託品」および「貸出品」

3）SPD業務運用形態の分類

　購入品・預託品、分類、組み合わせ如何によりいろいろな形態が考えられる。ここでは、図を作成すると共に便宜的に各々の形態に○○・○○型と呼称をつけて整理した。呼称が適切であるかは読者の判断に委ねることにしたい。

【SPDの運用形態の解説】
1）業務委託の代表例
i）院内供給・購入・業務委託・管理代行型（購入品）
ii）院内供給・預託・業務委託・販売型（SPD事業者預託品）
iii）院外供給・預託・業務委託・販売型（SPD事業者預託品）
*iv）院外供給・貸出業者管理型（貸出品）
2）自主管理の代表例
i）院内供給・購入・自主管理型（購入品）
ii）院外供給・預託・自主管理型（納入業者預託品）
iii）院内外併用・預託・自主管理型（納入業者預託品）
iv）院内供給・預託・業務委託・管理代行型（納入業者預託品）
v）院外供給・再預託・業務委託型（納入業者預託品）

A）「院内供給・購入・自主管理型（病院購入品）」

病院購入品を病院職員が SPD 業務を行う。

・物品管理コンピュータ・システムを導入し、病院自らが SPD 業務を行うのが本来の姿である。

B)「院外供給・預託・自主管理型（納入業者預託品）」

納入業者に物品を院内倉庫に預託させ、病院職員が SPD 業務を行い、消費後に購入する。

・院内の不稼動在庫の処分責任を明確にする必要がある。正当な対価なしに、納入業者の業務負担が増える。納入業者預託品を病院職員が熱意を持って管理する姿勢に欠けるためか、成功している事例はほとんどない。

C)「院内外併用・預託・自主管理型（納入業者預託品）」

納入業者に物品を院内倉庫に預託させ、病院職員が SPD 業務を行うと共に、物品によっては、納入業者に定数カードを支給し、小分け、カード添付された物品を病院職員が検収した後、納入業者が院内配送を行い、消費後に購入する。

・基本的には B）と同様であるが、納入業者の業務負担が一段と増える。

D)「院外供給・貸出業者管理型（貸出品）」

貸出業者が貸出品（カテ、インプラント類などの特定保険治療材料、高額物品）を病院に貸出す。貸出品の管理は貸出業者が行うケースが多い。部署に直接貸出・配置する場合と院内倉庫に納品し、SPD 事業者が院内配送する場合がある。これは SPD の一部を形成するものであり、すべての形態に付随する型である。

・貸出業者、病院ごとに管理方法は千差万別。貸出物品は、購入金額の 5 〜 6 割を占めるので、定数物品、非定数物品の以上の管理方法、体制の確立が不可欠となる。

E)「院内供給・購入・業務委託・管理代行型（病院購入品）」

A）の病院職員が行う SPD 業務を SPD 事業者が代行して院内管理業務を行う。

・一般的に行われている型で、SPD 事業者が同時に医薬品の配送、滅菌業務の代行、ME 機器管理業務等を行うケースが多い。

F)「院内供給・預託・業務委託・管理代行型（納入業者預託品）」

B）の病院職員が行う SPD 業務を SPD 事業者が代行して院内管理業務を行う。

・病院職員の管理より効率、効果が上げると期待できる。院内不稼動物品の処分責任を明確にする必要がある。

G)「院内供給・預託・業務委託・販売型（SPD 事業者預託品）」

SPD 事業者が預託品を院内倉庫に保管。部署に預託・定数配置し、消費後に物品の所有権が病院に移転するもの。一般的には「院内倉庫型」と呼ばれている。

H）「院外供給・預託・業務委託・販売型（SPD 事業者預託品）」

SPD 事業者の院外倉庫・物流センターから直接、物品を部署に預託・定数配置し、消費後に物品の所有権が病院に移転するもの。預託型の SPD として一番多い型である。

・使用中止した残存物品、院内の不稼動物品の処分責任および SPD 事業者の院外倉庫・物流センターの補充在庫の処分責任を明確にする必要がある。

・病院にとって、購入先が SPD 事業者 1 社（除く貸出品）になるため、SPD 事業者に価格イニシャティブを握られ、将来、高いものを買わされるとの懸念がある。病院・SPD 事業者がどのような形でパートナーシップを組むかに繋っている。

I）「院外供給・再預託・業務委託型（納入業者預託品）」

院外の SPD 事業者倉庫・物流センターに納入業者が預託し、SPD 事業者が加工（小分け・カード添付など）した後、部署に再預託・定数配置し、消費後に所有権が納入業者から病院に移転するもの。物品売買が病院・納入業者間で行われる場合と、病院・SPD 事業者間、SPD 事業者・納入業者間で行われる（いわゆる帳合い取引）の 2 通りがある。

・多くの納入業者にとっては、不本意な取引形態（病院の指示で第三者に納品し、自分の物を他人が小分け・加工・配送し、病院が消費して初めて購入＝発注となる）と言える。それだけに、病院・SPD 事業者・納入業者の三者間で信頼関係を深め、あらゆるケースを想定した取決めが必要となる。

・SPD 事業者は、納入業者から病院別に物品を物流センターに預かり、病院別の保管棚に保管すするため、病院が増えれば増えるだけ保管棚、スペースが必要となる。

1章 SPDとは／（5）SPDの運用形態

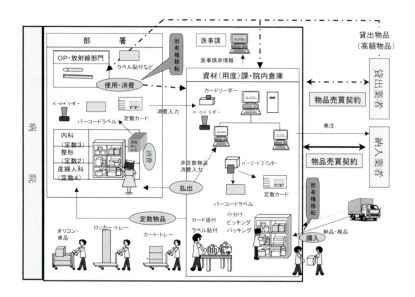

A）院内供給・購入・自主管理型（病院購入品）
＋D）院外供給・貸出業者管理型（貸出品）

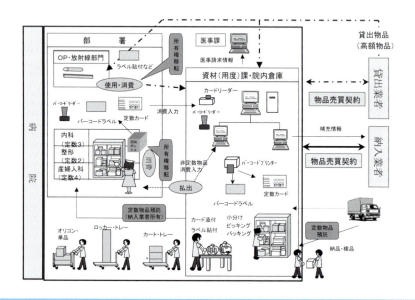

B）院外供給・預託・自主管理型（納入業者預託品）
＋D）院外供給・貸出業者管理型（貸出品）

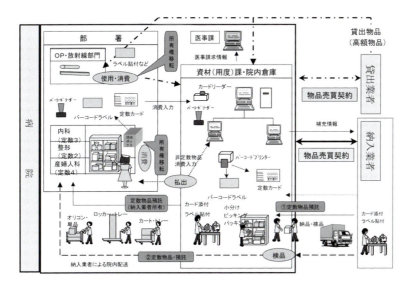

C) 院内外併用・預託・自主管理型（納入業者預託品）
＋ D) 院外供給・貸出業者管理型（貸出品）

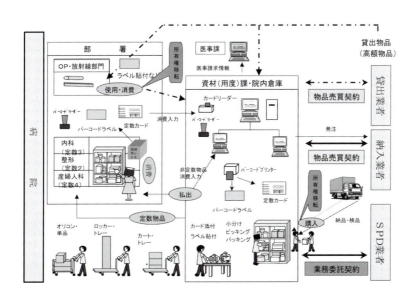

E) 院内供給・購入・業務委託・管理代行型（病院購入品）
＋ D) 院外供給・貸出業者管理型（貸出品）

1章　SPDとは　　（5）SPDの運用形態

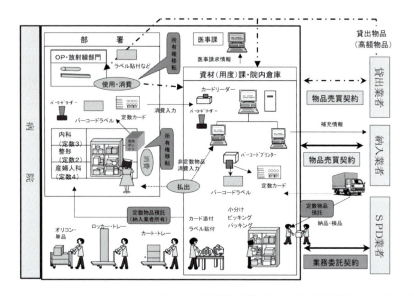

F）院内供給・預託・業務委託・管理代行型（納入業者預託品）
＋D）院外供給・貸出業者管理型（貸出品）

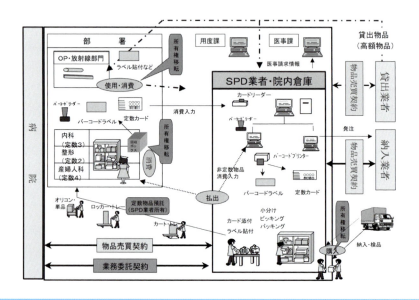

G）院内供給・預託・業務委託・販売型（SPD事業者預託品）
＋D）院外供給・貸出業者管理型（貸出品）

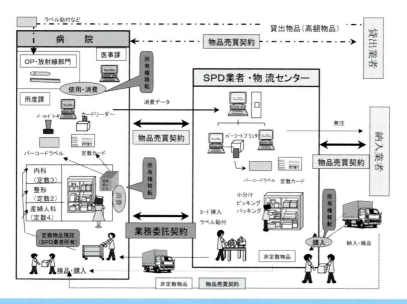

H) 院外供給・預託・業務委託・販売型（SPD事業者預託品）
＋D) 院外供給・貸出業者管理型（貸出品）

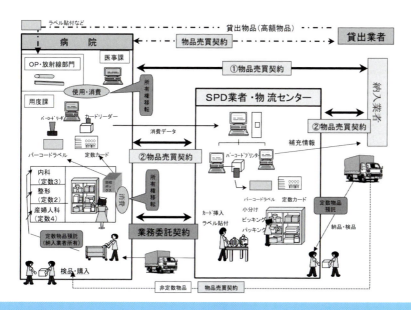

I) 院外供給・再預託・業務委託型（納入業者預託品）
＋D) 院外供給・貸出業者管理型（貸出品）

4）預託と貸出

① SPD の預託と高額物品の貸出預託の区別

　SPD では「預託」「預託方式」という言葉が頻繁に登場する。SPD 事業者が所有権を有する物品を病院に預け、病院側が当該物品を使用・消費した時点で、所有権が SPD 事業者から病院に移転する（売買が成立する）仕組みを預託と言う。

　MTJAPAN（日本医療機器テクノロジー協会）では、高額物品を「血管系カテーテル製品、カテーテル汎用品などの長期貸出」と、「整形インプラント材料、体内植え込み材料、創傷被覆材料などの短期貸出」の二つに区分し、長期貸出および短期貸出の両方を「預託」と呼んでいる。そのため、SPDの預託と高額物品貸出の預託との区別がつきにくいのである。

　SPD の預託と長期貸出および短期貸出の「預託」を大まかにわけると、「SPD の預託は、SPD 契約に基づき、SPD 業務におけるサービス形態の一つである。一方、貸出は、いつ使うか分からない機器や、手術患者別にサイズが異なる機器など、それらすべてのサイズの高額物品を病院が買取り、在庫するには病院のリスク・負担が大きいため、医師の要望に応え、利便性を高め、便宜を図るために医療機器販売業者が預託する販売手法の一つであり、契約に基づかない、慣習的な商取引上の受渡し形態の一つである」。本書では以後、長期貸出物品、および短期貸出物品の預託のことを「貸出」と呼ぶことにする。

　ただし、貸出という場合、インプラント用の手術器具類などの材料や、麻酔器・透析装置などの医療機器・装置を貸出しする場合がある。後者は、ダイアライザーなど医療機器使用時の材料・消耗品を購入してもらうための手段・手法として広まっていた。しかし、取引を誘引する行為として「公正取引規約」に抵触するため、今では公には姿を消している。「公正取引規約」に抵触するなどの問題は、後述する「2 章（4）公正取引協議会規約」の章を参照いただきたい。

②「預託・貸出」の「物品」とは

　「預託・貸出」の対象となる「物品」とは何か、法的になにを指しているのかを調べると、物品管理法第二条（定義）と、地方自治法第 239 条（物品）のいずれもが、つぎの表 1、2 の通り「使用するために保管する動産」を「物品」と定義している。

　物品管理法第二条 2 項に「寄託（きたく）」という言葉がでてくる（表 3）。

| 表1 |

物品管理法　第二条（定義）

①この法律において「物品」とは、国が所有する動産のうちつぎに掲げるもの以外のもの及び国が供用のために保管する動産をいう。

　1. 現金

　2. 法令の規定により寄託すべき有価証券

　3. 国有財産法・・・に掲げる国有財産

②この法律において「供用」とは、物品をその用途に応じて国において使用させることをいう。

| 表2 |

地方自治法　第239条（物品）

この法律において「物品」とは、普通地方公共団体の所有に属する動産でつぎの各号に掲げるもの以外のもの及び普通地方公共団体が使用のために保管する動産（政令で定める動産を除く。）をいう。

　1. 現金（現金に代えて納付される証券を含む。）

　2. 公有財産に属するもの

　3. 基金に属するもの

2　3　4　5　― 略 ―

| 表3 |

民法第657条（寄託）

寄託は、当事者の一方が相手方のために保管をすることを約してある物を受け取ることによって、その効力を生ずる。

民法第658条（寄託物の使用及び第三者による保管）

受寄者は、寄託者の承諾を得なければ、寄託物を使用し、または第三者にこれを保管させることができない。

民法第657条で寄託とは、当事者の一方（受寄者）が、相手方（寄託者）のために物を保管することを約し、それを受け取ることによって成立する契約（出典：フリー百科事典『ウィキペディア（Wikipedia）』）と解説されている。

つまり、「預託」「貸出」は、「寄託」と同意語と解して差し支えないと思われる。

SPDの預託方式の導入初期には、国、地方公共団体において認められないなど物議を醸しだしていた。しかし、上記の解釈から、国、地方公共団体において「預託」「貸出・置材」は法的にも認められていると理解された。そのため、公的病院の在庫削減・縮減にメリットありと判断され、国、地方公共団体の病院でも「預託方式」が盛んに導入されるようになったのである。

③ 保管・管理責任の所在

「預託」「貸出」については、注意すべき重要な問題がある。病院に預託・貸出された物品の保管・管理責任は、だれにあるのだろうか。

病院の所有物ではなく、業者の所有物であり、預託物品の補充、在庫、使用数の管理・把握などを預託業者が行っているのが現状である。任せているので、当然、管理責任は預託している業者側にあると考えている病院職員が多い。在庫数が合わない、物品が紛失しているなどの場合は、実際は業者が損失を負担することで解決しているようだ。高額の損失を業者が負担できるということは、穿った見方をすれば、それだけ高く売ることができ、損失を十分カバーできるほど儲かっているとの現れであるとも言える。

在庫管理責任は、業者にあると言っても、業者をカテーテル室や、その他預託在庫している場所に四六時中、在庫チェック等のため自由に入室を許す病院はないであろう。そのような状態で、管理責任は預託業者にあると言えるか、疑問がでてくる。

医療法施行規則・第十四条（昭三六厚令一・平一七厚労令一七二・一部改正）では、「病院又は診療所の管理者はその病院又は診療所に存する医薬品および用具につき薬事法の規定に違反しないよう必要な注意をしなければならない」と規定されており、契約、暗黙の了解の如何に拘らず、預託品は病院管理者（寄受者）に管理責任があると理解できる。業者任せにせずに、病院が管理責任を負うためには、どのようにしたらよいのであろうか。そのためには、SPD業務において、高額の預託物品の補充、在庫、使用数把握等の管理ができる仕組みを構築する必要があるのだ。

病院側では、医療材料の「SPDにおける預託」と「貸出」は、どちらも

同じと思っている。その違いが大きい点を理解していないため、SPD あるいは預託制度に対する誤解・批判が起きる原因になっているので、あらためて整理する。

④「SPD における預託」と「貸出」は別

貸出（預託）は、製造販売業者が自社製品（主に特定保険医療材料〈高額物品〉）の有効な販売手法の一つとして、自発的に製品を貸出するもので、別に契約で定める場合を除き、病院側が使用・消費する義務は負わない。その背景には、製造販売業者の在庫保有リスクの観点からみると、貸出するのも、自社倉庫に在庫するのも、在庫品の保管場所が違うだけで、損益面でのリスク差はほとんどないことが挙げられる。そのため、病院と業者の利害が一致するからであろう。

SPD の預託についても、定数配置物品も不稼働在庫も業者の所有物であるので、SPD 事業者の責任だと思っている病院職員は多い。この点の理解を是正する必要がある。

SPD 契約における預託は、医師・看護師が選定する定数物品を部署の保管棚等に定数量を預託配置し、使用・消費された分を翌日等に SPD 事業者が補充することを約する契約である。SPD 事業者は遅滞なく消費された物品を補充する義務を果たすために、販売業者等から物品を買取り、院内・院外物流センターに自社リスクで在庫を保管しておかなければならない。一方、病院は選定した定数物品を一定期間に使用・消費することを約して、定数配置数量を業者に預託させるものであり、定数物品が不稼動在庫となったり、使用中止になった場合は、病院保管棚の在庫のみならず、院内・院外物流センターの補充用在庫も病院の責任において引取り・処分する義務がある。

しかし、病院は、院外物流センターの補充用在庫まで気が回らず、責任を感じていない。補充用在庫の多くが販売包装単位を開封して個包装単位になっているため、SPD 事業者側ではメーカーの引き取りや転売が難しく、最終的には破棄損が生じているのである。

以上をまとめると、「SPD 事業者は、病院の選定通りの定数物品・数量を預託し、定められたサイクルで補充する義務を負うが、病院は自分が選定した定数物品（銘柄・定数配置数量と補充用に院内・院外物流センターに在庫する数量を含め）の使用・消費する義務を負う」ということである。

「預託」「貸出」の違いを表4にまとめた。

	預　　託	貸　　出
形態・手法	ＳＰＤ業務におけるサービス形態のひとつ	販売業者の販売手法のひとつ
寄託・預託者	SPD事業者（流通・医療機器販売業・サービス受託業者）	製造販売業あるいは代理店
取扱物品	製造販売業者、医療機器販売業者からの購入品および預り品	自社製品（代理店機種含む）
対象物品	主に一般医療材料（高額物品除く）	特定保険医療材料（高額物品）
物品の区分	各部署に定数配置する物品	特定部署に配置・保管する物品
預託・保管場所	病院倉庫・部署保管棚等	手術室・カテ室・放射線室等
物品選択権	病院・部署（医師・看護師ほか）	医師
契約	SPD委託契約	特に契約はなし
物品管理責任	病院	病院？（実質的には貸出業者？）
滅菌切れ管理	ＳＰＤ業者（定数物品が定められた通りに消費されれば、滅菌切れは発生しない）	貸出業者
病院の消費責任	あり（一定期間に使用・消費する前提で定数物品・数量を病院が決めているため）	なし（特に定めた場合を除く）
不稼動物品（部署配置在庫）	病院に引取り・処分責任あり	病院の責任なし
業者倉庫・物流センター補充在庫	病院に引取り・処分責任あり	病院の責任なし

（笠原庸介）

2章 委託業務としてのSPD

（1）アウトソーシングとしてのSPD

　院外供給・預託型・業務委託型のSPDをアウトソーシングと呼ぶ場合がある。SPD業務や他の業務受託事業者と話すと、病院との間でさまざまな問題が発生するのは、病院関係者が業務委託やアウトソーシングとは何かを理解していないためのボタンの掛け違いが、主たる原因ではないかとの声が聞かれる。もちろん事業者側にも理解していない方も多くいるが、ここでは、人材派遣、外注、請負、下請、業務委託、アウトソーシングとの違いはどこにあるのかを記述したい。

　はじめに、委託、委任、請負、下請、外注、人材派遣、代行などを簡単に解説する。

1）委託とは、ある事務の処理を自分以外の他人に任せる（委任）ことをいう。
2）委任とは、一方の当事者である委任者が、法律行為をなすことを相手方である受任者に委託し、受任者がこれを承諾する事によって成立する契約である。（民法第643条）
3）請負とは、当事者の一方（請負人）が相手方に対し仕事の完成を約し、他方（注文者）がこの仕事の完成に対する報酬を支払うことを約する契約である。（民法632条）
4）下請負とは、請負った仕事を完成するために、履行補助者（下請人）を用いることをいう。
5）外注とは、自分のところで要員が不足している時に外部の会社に仕事を依頼すること。
　（時には悪い意味で、自分のところでやりたくない仕事を管理料などの名目でピンハネし、あるいは安いコストで実作業と責任を外部の会社に押し付けること）

6）労働者派遣（人材派遣）とは、事業主（派遣元）が他の事業主（派遣先）に労働者（人材）を派遣して派遣先の指揮命令を受けて、派遣先のために労働させることをいう。

7）代行とは、委託を受けて委託者の代わりに事務処理・仕事をすることをいう。

では、アウトソーシングは「業務を外部委託すること」と単に定義してよいのであろうか。古い資料だが、中小企業金融公庫調査部の中小公庫レポート（No.2003-4、2004 年 3 月）「アウトソーシングの活用による中小企業の発展の可能性」では、つぎのように説明しています。

《自由国民社発行の『現代用語の基礎知識 2004』では、アウトソーシングとは、「企業のコア業務に集中し、ノンコア業務分野を外部委託すること（以下省略）」とある。「経営資源をコア事業に集中投入し、経営資源の不足は外部への業務委託により補完する」と解釈できようか。自社にとって比較優位の分野（＝コア分野）においては他社から業務を受託し（＝請負）、比較劣位の分野（＝ノンコア分野）については外部の比較優位な事業者に業務委託する（＝外注）ということが、効率的・効果的経営の実現には不可欠と考えられ、多くの企業においては従来から行われている》

病院の場合では、比較優位の分野（＝コア分野）とは、入院・手術・検査、あるいは高度医療、先端医療などであり、業務の受託（＝請負）とは、病診連係による患者の紹介・検査受入れなどと考えられる。比較劣位の分野（＝ノンコア分野）、業務委託（＝外注）とは、プライマリーケア、患者の逆紹介、退院後のケア・看護などになると思われる。

このレポートに紹介されているアウトソーシングの概念のうち、慶應義塾大学総合政策部・花田光世教授の概念が SPD 等の医療関連サービスの説明に適している。花田教授は「アウトソーシングは企業にとって専門的なサービスを外の組織に求めていくことにほかならない」として、行為別に「外部に任す」と「内部で行う」を、「業務の設計・計画」と「業務の運営」という二つの視点から分類している。「アウトソーシングの受託側が業務の運営だけでなく、設計・計画まで行うのがアウトソーシングである」との考えであり、以下の図 1 の通り、外注（代行）・人材派遣・コンサルティングと、アウトソーシングを区別している。

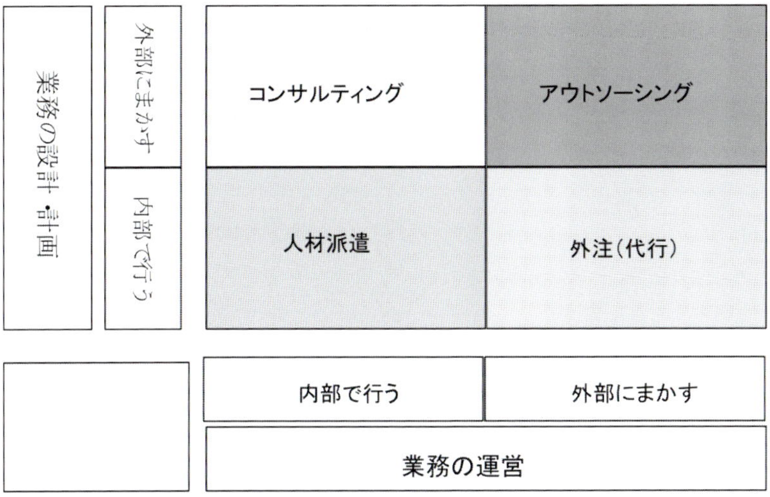

図1

		内部で行う	外部にまかす
業務の設計・計画	外部にまかす	コンサルティング	アウトソーシング
	内部で行う	人材派遣	外注（代行）
		業務の運営	

　「コスト」を加味して整理すると、狭義のアウトソーシングは、「業務を外注化することによるコスト削減」を主たる目的とした「外注」「下請」のことである。また、広義のアウトソーシングは、運営コストの低減を図ると共に「企業が自社のコアの業務に集中するために、業務分野を外部に委託する」、外部の優れた知識・技術・能力を取り込み、経営の質を向上させる有効な手段のことを言い、「戦略的アウトソーシング」とも呼ぶべきものである。

　病院の部門・機能を、「診療部門＝医療機能」、人事・財務・会計などの「経営管理部門＝経営管理機能」「事務部門＝ホテル機能[*1]」、および三部門にまたがる「情報システム部門」に便宜的に分類し、話を進めていく。

[*1]：「ホテル機能」とは、政令8業務（検体検査（＊診療部門の一部）、清掃、給食、滅菌・消毒、洗濯、患者搬送、医療機器保守管理、医療ガス保守管理）や、医療事務、警備保安、SPD、施設設備管理、ME機器管理、食堂、売店などを言う。

　「診療部門」については、上記の通り医療機能が分化することにより、医療供給体制を全体的に考えた「戦略的アウトソーシング」になり得るが、果たして「事務部門＝ホテル機能」にも当てはまるものであろうか。
　ホテル機能を外部委託（狭義のアウトソーシング＝外注）するコスト（委託料）は年々下がって行くものと考えている病院関係者がいる。どのような

理由で委託料が下がるのか確認していないが、このような発言が出てくる背景・遠因は二つある。

一つ目は「業者」との呼び方だ。病院に出入りする物を納めたり、サービスを提供したりしている各種の事業者を医療関係者等が「業者」と呼ぶが、単に「業者」と言うと「業者のくせに」「業者が何に言っているのだ」「業者の給与は自分たちより安くて当たり前」などと無意識に事業者を見下ろした、蔑むような意味合いで使われている。事業者側でも「業者ですから、仕方がない」「業者なので病院の無理を聞かなければならない」など卑下する言葉として、しばしば使われている。

二つ目は、比較優位の分野（＝コア分野）・比較劣位の分野（＝ノンコア分野）を分けると、診療部門はコア業務＝主たる業務であり、事務部門（ホテル機能）はノンコア業務＝補助業務と考え、「重要か、さほど重要でない業務」の視点で見ている。アウトソーシング＝外注「自分のところでやりたくない仕事を管理料などの名目でピンハネし、あるいは安いコストで実作業と責任を外部の会社に押し付けること（定義の一部）」と考えているようだ。本来、保険点数は病院が自前で業務を行う場合を前提に設定されているが、保険点数と業務委託料の差額をピンハネしている構図がある。病院関係者はピンハネしている意識はないようだが、その代表的な例が検体検査、給食である。

アウトソーシングは、主に製造業者等の生産分野において効率化を図る場合や、事業を活性化する場合、さらには、新規事業や新規開発事業を行う場合に用いられる手法である。この場合の運用コストとは、限られた経営資源を有効活用し、新規事業・新規商品開発に必要な生産設備や専門的知識を有する人材を外部に求めることを意味しており、経営戦略に立脚したトータルな運営コストの削減と経営の質の向上を考えている。単なる人件費の削減、委託料への付け替えによる削減ではない。

病院にとっての外部業務委託におけるコスト、あるいは運営コスト削減とは、「委託料が安いこと」に他ならない。例外的に、病院の情報システムにおいては、高額な費用を支払い、大手ベンダーにソフト構築を委託、システム、ハード等を購入し、情報システムの運営を委託している。なぜ高くても大手ベンダーに任せるのか。その理由は大手だから安心できる、大手以外を選択した場合に問題が発生したときは選定した担当者が責任を取らされる、大手なのに、と弁解ができるからにほかならない。

外部委託業務のサービス、およびサービスの質・効果は、どのように評価・

判断しているのであろうか。二つの例を紹介したい。

　東日本における SPD 事業者決定に関する例です。自治体病院が SPD 業務の更新入札を行った結果、従来から受託している SPD 事業者（A 社）より圧倒的な安値で応札した事業者（B 社）が落札し、引継ぎ作業を開始した。ところが B 社の業務担当者は一般業務が困難な方がほとんどで、医療材料の理解、パソコンの操作もままならず、引継ぎもできず、このままでは病院が回っていかないと何とかしてくれと病院が A 社に泣きつき、A 社が引き続き受託することになった。経緯の詳細は聞いていないが、なぜこのようなことが起きるのだろうか？

　つぎの例は、SPD の物流物品管理システムに関するものです。自治体病院で電子カルテを導入する際に、物品管理システムは専門のシステム会社（C 社）のソフトを導入する予定であったが、大手（D 社）の電子カルテに物品管理システムが含まれているとして、C 社は採用されなかった。いざ SPD の立ち上げる段階になって、D 社には、マスタ整備、定数設定等の立ち上げ作業は契約に含まれていないため、病院が独自に作業できず、立ち上げ作業を委託する予算もないと C 社に泣きつき、その後は、ご想像に任せたい。蛇足だが、立ち上げ費用を含めて C 社の方が、D 社よりも何割も安いことは言うまでもない。

　SPD に対する意見・クレームの代表的な例はつぎの通りである。

①受託業者の責任者や職員が頻繁に交替し、業務サービスの質が低下する。
②SPD は 3 年後には高いものを買わされる。
③3 年後には効果がなくなる、自前でやったほうが安くなる。

　どのような SPD 運用形態なのか、契約の内容は、正当な対価を支払っているのか、なにを目的に SPD を導入しているのか、ホテル機能業務を自前ではできないから、やりたくないから「業者」にやらせるなどを考えると、この意見・クレームに対する答えがおのずとでてくる。

　自分だけよければよいのだろうか。委託料は毎年下がり、かつ良質なサービスが継続して受けられる世界はあるのだろうか。SPD を導入すれば、医療材料の単価が安くなる、医療材料購入額が下がる、在庫が減るなどの甘い言葉に誘われ、目先の効果のみを期待していないであろうか。SPD は、SPD 導入前の在庫状況、期限切れなどが大幅に改善され、一時的な効果は絶大である。本来、SPD 開始当初の効果は、永続的な底積みの改善効果と

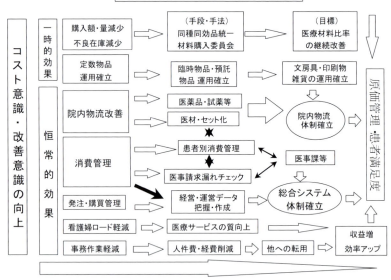

図2

して評価されるべきであるが、時間の経過とともに底積みの改善効果は無視され、毎年、材料費が削減されないなどSPDの効果が薄れてくるといわれる。恒常的に材料費が下がり、委託費用も下がり続けるものではないことは自明の理である。SPDにどのような効果、何を期待しているのか自問自答すべきではないか。前年度比で医療材料費を〇〇％、〇億円削減しろとの話が毎年のように聞かれる。このままでは、医療材料費率はゼロになるのか？ と疑問になる。病院の責任者・担当者が代わると前任者のやったことを批判し、受託業者を悪者にする例は数多くみられる。

　SPD導入目的の基盤を「経営に資するためにコスト意識を醸成し、原価管理、患者満足度の向上につなげる」ことに置かない限り、3年も過ぎれば齟齬が生じることは明らかである。

　筆者がSPD導入の初期に作成したプロセス（図2）を参考にしていただきたい。

　ホテル機能に関する業務は千差万別である。清掃、洗濯などの比較的単純な業務、施設設備を必要とする検体検査、給食、専門知識・ノウハウを要求される医療事務、SPD、施設設備管理など多岐にわたる。またその多くは資格要件を満たした管理責任者等が必要とされている。現場管理者、職員を正社員で雇用し、教育しなくてはならない。昇給・昇進もある。嘱託社員、パー

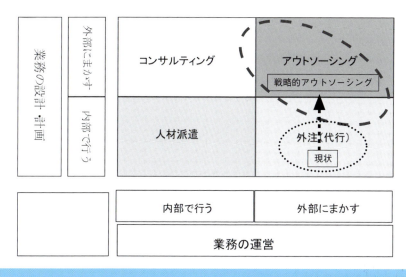

図3

　トの時給もアップ（その分、人員の増加が必須）する。優秀な人間をより採算のよい客先に振り向けるのは、企業として当たり前のことではないだろうか。

　コストが安くなることを前面に打ち出して受託業者が売り込みしているためなのか、病院関係者の多くが、受託業者従業員の給与が安いのが当たり前と思っている。一方で、病院が自前でできないほど高い業務の質を要求してくる。シニカルに表現すれば、

自分たちができない業務、質の高い業務を、自分たちのコスト（給与）より安いコストで求めることができるのであろうか？

　給与問題は、医療業界に限った話ではない。格差社会の象徴といわれる正規雇用、非正規雇用の問題、最近大きな話題となっている保育士や、介護保険に係る施設の介護職員の給与問題などがある。2017年（平成29年）5月の時点では、宅配業界では人手不足で再配達の縮小・改善や配送料金の値上げが話題になっている。軽作業、宅配業などアルバイトを主体とする従業員の新陳代謝が激しい業種と同じようにホテル機能を受託する受託業者・SPD事業者が同列であってよいのであろうか。われわれ医療関係者が今や社会問題化している格差社会やワーキングプアーを生み出すことに手を貸していないか反省する必要はないのか、真剣に考えるべきであろう。

特に公的・自治体病院では「経営管理部門」「事務部門」に優秀な人材を確保・補充できず、頻繁に移動があり専門家が育たない、継続性を確保できない、など多くの悩みを抱えている。それならば、割り切って一層のこと「事務部門」を「戦略的アウトソーシング」に任せることも選択肢のひとつではないかと思う。

そのためには、業務別に受託業者の知恵（設計・計画）をどこまで経営に組み込むのか、病院と受託業者がパートナーシップを組み、俗に言う「Win-Win」の関係を作れるのかを真剣に検討しなければならない。実際には、「言うは易し、行うは難し」だが……。少なくとも、ボタンの掛け違いをなくし、図3のように、千差万別なホテル機能業務を仕分けして、できる業務から外注（代行）を戦略的なアウトソーシングに格上げし、真の意味での「Win-Win」の関係を構築していくことが望まれる。

（笠原庸介）

（2）業務委受託（請負）と労働者派遣

医療機関においては、厚生労働省令により定められている8業務を含め、さまざまな業務が外注化されているが、院内の業務を外部業者に委託することには、以下のような目的がある。

1) 経験豊富な専門業者に委託することにより業務の質を向上させる。
2) 医師、看護師、薬剤師、技師等の専門職になるべく専門分野の仕事に傾注させ、医療の質を向上させ、患者満足度を向上させる。
3) 専門性の低い業務を専門職よりも人件費の低い外部スタッフに委託し、人件費を低減させる。

これらを実現させるために、委託する業務の内容や範囲、求められる成果を明確にすることが重要となる。業務を明確に定義しておかないと、「言った、言わない」等の不毛な交渉が発生したり、以下に述べる「偽装請負」の問題が発生したりする可能性がある。

SPD業務の提供にあたっては、院内倉庫・事務所への職員常駐や、院内の各所を移動しながらのサービス提供も多く、医療機関職員と直接の会話を

交わしながらの業務も多々発生しており、業務受委託と労働者派遣法の問題を整理しておく。

（以下、この章では「請負」と「派遣」と表記する）

請負と派遣の違い

　請負とは、労働の結果としての仕事の完成を目的とするもの（民法第632条）で、基本契約や業務仕様書等に明記された内容に従い業務を遂行するものであり、「注文主（医療機関）と労働者（SPDのスタッフ）との間に指揮命令関係が生じない」という点にある。

　「労働者派遣事業と請負により行われる事業との区分に関する基準（昭和61年4月17日労働省告示第37号)」では、以下のように定めている。

　請負業務の労働者（SPDスタッフ）に対する業務上の指揮命令は、現場責任者（SPD側責任者）を配置すること等により、請負業者（SPD事業者）が行うこと。

　※（　）内、筆者注

　一方、労働者派遣は、「自己の雇用する労働者を、当該雇用関係の下に、かつ、他人の指揮命令を受けて、当該他人のために労働に従事させること」である。

　つまり、業務委託においてはSPDのスタッフが、病院職員から直接の指示を受けて作業することはできない。契約書や仕様書、手順書等、病院とSPD事業者の間で定めていない業務が発生した場合、医療機関側は、現場に配置されたSPD側の責任者を通してしか業務を依頼できないのである。責任者は当該業務が契約の一部と見なされるのか、契約外業務であるのかを判断し、後者である場合は仕様変更、および発生する費用等につき協議が必要となる。

　日々発生する契約外の軽い業務の依頼を受けて、それが継続、増加し、当初の仕様からいつの間にか大きく外れることのないように留意が必要である。

　仕様書があいまいなままだったり、追加業務が協議されることなく日常的に発生したりすると、いわゆる「偽装請負」となり、職業安定法、労働基準法、労働者派遣法に抵触するおそれがあり、委託側、受託側とも罰則が適用されることがある。

（菊地公明）

（3）業務委託対価と業務別契約分離

1）適正な業務委託対価

　前項（1）アウトソーシングとしての SPD では、「自分たちができない業務、質の高い業務を自分たちのコスト（給与）より安いコストで求めることができるのでしょうか？」と疑問を投げかけた。

　顧客である病院側では業務委託料は一銭でも安く、SPD 事業者側では一円でも高く取りたいと考えるのが自然の摂理であろう。その折り合いをどのようにとるのかが問題となる。

　SPD 事業者側からすると、適正な対価が認められていない点を問題視している。第 1 章（2）で「SPD の発展の経緯と参入業者、なぜ、SPD 研究会は発足したのか」のところで記述した通り「医療材料の商権を守るため、あるいは、本業の商権確保を狙って SPD 業務を無償、あるいはタダ同然の対価で受託したため、（中略）このままでは、SPD 業務が『業』として成り立たず、消滅してしまうとの危機感から（中略）SPD 業務が『業』として成り立つのか」という危機感がある。特に SPD 医販業者は、まともな業務委託対価を提示すれば弾き飛ばされ商権を失ってしまう恐れから、タダ同然の対価で業務受託する傾向が見られる。SPD は物流管理業務と調達・購買業務は分離すること、契約も業務別に分離することを訴え続けてきたが、残念ながら実現されていない。これは、一概に SPD 事業者の取組姿勢を正せと批判するだけで解決する問題ではなく、医療機関側の業務委託対価に対する考え方に起因していると思われる。

　業務委託対価は、簡単にいえば「SPD 業務の遂行能力、業務の質、従事者の人件費（社会保険料、福利厚生費を含む）それに事業者の利益を含む管理費」の総和になる。遂行能力、業務の質を数値化して評価するのは困難であろうが、後述する第Ⅱ編 3 章の SPD 導入効果、期待経済効果試算のシミュレーションに照らし、経済性メリットから適正な対価を判断するのが妥当であると考える。

　医材の運送費は医材価格に含まれ、タダであるとの認識、タダ同然の対価で業務受託する SPD 事業者の姿勢、医療機器業界の長年にわたる悪しき商習慣などにより、上述の総和の公式を認めたがらない、最低賃金を下回

る労務賃金を良しとする医療機関側の考え方、体質を醸成したのは、医療機器業界であり、いわば、SPD医販業者の自業自得のなせる業ともいえる。

2）業務別契約の分離

特に問題視されているのは、医療材料価格（年度購入総金額）と業務委託対価を一緒くたにしているため、金額の小さい業務委託対価が軽視されている点である。その典型的な例が、自治体病院、国立病院機構などの公的病院が「物流管理業務」と「調達・購買業務」の入札を一体化し、業務対価と医療材料価格・購入金額を同一レベルの総額で評価する入札・契約である。金額が大きい医療材料価格・購入金額に影響され、物流管理業務に関するSPD業務対価が正しく評価されていない。この入札に対応して、SPD事業者は「物流管理業務」をタダ同然の対価で応札し、落札している。各地の公的病院が前例に見習い、同様の入札を繰り返えしていたのでは、SPD事業者側から襟を正すことは難しい。

一方では、自治体病院、国立病院機構などの公的病院が、このような形態の入札を行い、有利な立場を利用して不合理な入札を行うことは、公正取引上の問題はないのかとの疑義が生まれてくる。

SPD研究会では、厚生労働省医政局経済課からの「SPD契約の業務別分離について」の問い合わせに対して、2017年7月につぎのような現状報告を行い、入札・契約の業務別分離を解消すべき問題点、利益相反の問題はないか提起している。

「契約の業務別分離について」に関する現状報告

A）要点

自治体病院、国立病院機構などの公的病院が「物流管理業務」と「調達・購買業務」を一体化した入札とし、業務対価と医療材料価格・購入金額を同一レベルの総額で評価する入札・契約が実施されているため、金額が大きい医療材料価格・購入金額に影響され、物流管理業務に関するSPD業務対価が正しく評価されないため、入札・契約の業務別分離を解消すべき問題点としている。

1）主たる疑問点

① 公的病院の姿勢に関する素朴な疑問

自治体病院などの公的病院が「物流管理業務」と「調達・購買業務」を一

体化した入札とし、業務対価と医療材料価格・購入金額を同一レベルの総額で評価する入札・契約が許されるのか？　正常な商行為を阻害するような入札・契約を民間業者に強いる行為は不当ではないか？

② 利益相反の問題

SPD医販業者の場合、医療材料のサプライヤとして、材料価格を入札する一方で、物流管理業務に含まれている病院側の代行者として価格の妥当性の判断、価格交渉などの業務を実施することを要求されている。ちなみに、利益相反の問題を認識している公的病院もあるが、その解決策を入札者に提案させようとしているが、いかがなものであろうか？

③ 優越的立場にある病院側の理解

病院に対して弱い立場にある特にSPD医販業者は、業務別分離を図るべきと理解しているが、病院に対してまともな話し合いもできず、疑問点も提起することもできない状態である。したがって、否応無しに対応している状態が継続している。いくらSPD専門事業者、SPD医販業者側から契約の業務別分離を主張しても、病院側の態度が変わらない限り入札・契約の業務別分離は実現しないと思われる。

2) 一体化入札の典型的な例

入札書類には、病院物流システムの管理運用業務と銘打っているが、その中に経営・契約支援業務の一環として医薬品調達支援に関する提案、院外倉庫型購入代行方式、1社一括調達・供給型SPDによる「医療材料のコスト低減効果に関する業務として」材料費の削減率や、材料購入費の総額を提示することを求めている。以下のような趣旨・評価方式が記載されている。

（医薬品調達支援に関する提案）

病院における平成○○年度および平成××年度上半期の診療材料の購入見込額は、償還価格×購入見込量ベースで約◎◎億円と見込んでいるが、本業務を受託した場合、これをどの程度削減できるか、見積書を提出すると共に、削減できる金額および値引率（全体、消費税抜き）を企画提案書の中で必ず示すこと。

（評価の例）

イ．診療材料費総額（36カ月分）

ロ．委託費（労務費）総額（36カ月分）

合計入札金額

3) 現状について

残念ながら、自治体病院、国立病院機構などの公的病院に関しては、業務別分離は進んでいない。逆に一体化した入札・契約が跋扈している地域も見られる。

　SPD事業者は業務別分離を図りたいと思っているが、すでに③で述べた通り否応無しに対応している状態であり、病院側の理解が変わらない限り、入札・契約の業務別分離は実現しないと思われる。

≪注意点≫

　契約上の守秘義務や入札書類が限定された応募先に配布されているなど、契約書や入札仕様書の詳細を開示・提供することを躊躇する会員が多い。そのために全体像を正確に反映できているか不安視される。より正確な情報取得するためには、病院側から情報収集するのがよいかと思われる。

B) 経緯と背景の概要

　より深く本件を理解いただくために、今までの経緯と背景を以下に説明する。

1) 外部委託業務としてのSPD業務を捉えると、本来業務である「物流管理業務」が主体であるべきところ、附随業務としての医療材料購入金額の削減を狙いとした「調達・購買業務」に重点を置いた入札・契約が実施されてきた。「SPD調達等物流管理業務」「病院物流システムの管理運用に係る業務委託」などと称した入札、契約である。

2) SPD業務を受託している業者は大別すると、①SPD業務受託を主たる業務としている業者（以下、SPD専門事業者）と、②医療機器販売を主たる業務にしている医療機器販売業者でSPD業務受託している業者（以下、SPD医販業者）がいる。両者の背景・事業内容が異なるため、自ずと業務別分離の問題点も両者共通の問題点と、個別の問題点があることを認識する必要がある。さらにSPD事業者の中には、「1社一括供給型」を推奨している事業者がいるのも事実である。

3) SPD研究会発足の動機は「正当なSPD業務対価が評価されないので、このままでは『業』としてSPD業務が成り立たない等々の危機感から」である。

4) SPD業務の附随業務である「調達・購買業務」は、病院の仕入先を一元化することは、資材課等の事務ロードの軽減を図るのに有効で意義のある業務である。しかし、この仕入先を一元化する「1社一括供給型」が時代の経過と共に、一括供給にすれば、医療材料購入金額（材料単価）が前年度比○○％安くなる・できるとの話に変化してきたため、医療材料購入金額に重点をおいた「調達・購買業務」が物流管理業務の中に組

み込まれるようになり、現状に至っている。

　この変化の過程で、金科玉条のごとく価格コンサルタントが主導する「ベンチマーク」を盾に、ベンチマーク価格を強調する病院が増えてきたことも、変化の流れを助長している。

（蛇足であるが、医療材料価格は、メーカーの営業政策により、地域別、代理店別にメーカー卸値が異なる。そのためにエンドユーザー価格は、全国統一価格であるとは限らないので、ベンチマークは指標の一つであるが、特別値引きなど個々に事情がある病院価格（単価）が一般消費財のごとく全国レベルで比較することは、情報の正確性に欠けることは自明の理である。）

5) 商社系 SPD 専門事業者が業務請負を開始した時点では、このままでは医療材料の商権も失ってしまうとの恐れから、特に、医療材料のサプライヤである SPD 医販業者は、業務対価の不足分は医療材料の売買利益で補填できるとの見込で、安い SPD 業務対価を提示し、業務受託に参入した経緯がある。その結果、安い SPD 業務対価を補填できるだけの見込通りの売買利益が確保できずに経営が悪化した SPD 医販業者が続出した。その一方で、SPD 専門事業者も影響を受け、最低賃金以下の「人工・業務対価」しか認められない状況に陥り、苦悩していた。このような経緯・背景が「このままでは『業』として・・危機感」に繋がっている。

6) SPD 業務対価を医療材料売買利益で補填するパターンを解消するために、SPD 研究会発足当時から「物流管理業務」と「調達・購買業務」を分離するように啓蒙活動を続けてきた。その結果、SPD 専門事業者、SPD 医販業者は分離する是非を理解し、その方向に持っていきたいところであるが、特に自治体病院など公的病院が「調達・購買業務」に重点を置いた一体化した入札・契約を実施するので、否応無しに対応している状態が続いている。

終りに（注意点）

　終りにあたり、注意点として下記をご理解頂きたい。

　契約上の守秘義務や入札書類が限定された応募先に配布されているなど、契約書や入札仕様書の詳細を開示・提供することを躊躇する会員が多い。そのために全体像を正確に反映できているか不安視される。より正確な情報を取得するためには、病院側から情報収集するのがよいかと思われる。

以上

SPD 入札においては、公的病院に限らず、すべての病院において「物流管理業務」と「調達・購買業務＝医療材料価格（年間購入総額）入札」を分離して入札し、それぞれを単独で評価する方式にして頂きたと切に願う次第である。

（笠原庸介）

（4）SPDと公正競争規約

医療機関に医療機器を販売する事業者には、「医療機器業公正競争規約（以下、規約）」が適用される。規約は、医療機関等に対して景品類を提供することを制限する業界の自主規制ルールであるが、「不当景品類及び不当表示防止法」（以下、景品表示法）に基づいて、公正取引委員会から、医療機器業公正取引協議会（以下、協議会）が認定を受けた法的な根拠のあるルールである（その後、消費者庁の発足に伴い、同庁に移管され、消費者庁長官と公正取引委員会の認定を受けて制定）。

規約は、協議会に加盟している事業者に適用され、規約に抵触、違反した場合、協議会が審査等を行い、注意、指導等の処分が科せられる。加盟していない事業者が規約に抵触、違反した場合は、規約の元となる景品表示法、独占禁止法の該当条文により、消費者庁、公正取引委員会の処分が科せられることになる。

規約、景品表示法、独占禁止法等の関連法規を遵守し、健全な SPD 事業を推進するために、SPD 事業者も協議会に加盟することが望まれる。

1）不公正な役務の提供

規約は、事業者が医療機関に対し、不公正な取引を誘引するための金品や役務を提供する事を制限している。

SPD 業務には、物品物流管理の役務のみを提供する、管理システムを販売したり、運用したりする、物品物流管理の役務と、医療機器の販売を同時に提供する場合などがあるが、複数の業務を同時に提供する場合、それぞれの業務の対価が合理性のあることを明確にしておくことが必要である。一方

の業務の対価が不当に低い場合、もう一方の業務の取引を不当に誘引していると判断されるおそれがある。

役務の提供と、医療機器・材料の売買を同時に受注している場合、一般的に「管理料」と呼ばれる物品物流管理の役務の対価が不当に安いと、医療機器売買の取引を誘引しているとみなされる。

2) 納入業者による SPD 業務の負担

院内の物品管理を行うにあたっては、商品にシール・ラベルを貼付することが一般的であるが、シールの発行、貼付等の管理は、契約や仕様に基づき業務を受注した SPD 事業者が行うものであり、その対価も管理料に含まれている。

一方、SPD 導入にあたり、医療機関や SPD 事業者が納入業者にシールを貼付することを、指示したり義務付けしたりすることがある。このような追加業務が発生する場合には、その業務の対価を含むよう、新たに見積を取り直すなど、公正な取引を維持する必要がある。

3) 医療機関における医療機器の立会いに関する基準

近年、SPD 業務は単なる物品管理に限らず、手術室やカテーテル室の管理も提供しているが、患者に対して診断や治療が行われている医療現場での役務の提供にあたっては、規約で定める「医療機関における医療機器の立会いに関する基準」に該当する業務が発生する可能性がある。特定の商品の販売を勧めたり、本来医療機関職員がするべき業務を行ったりすると、不当な取引誘引行為と認められる。また、場合によっては、チーム医療の一部を提供する可能性もあり、医師法等の医療関連法規に抵触するおそれもあるため注意が必要である。

（菊地公明）

3章 物流管理システム

（1）物流管理システムと病院情報システム

はじめに

SPD を構築する上で物流管理システムは、SPD の役割を実現し、SPD の継続性を担保するためには重要な要素となる。一方で、物流管理システムの構築には、ソフトウエア開発と SPD 業務の両面についてスキルとノウハウが必要であり、本来流れを作るべき物流管理システムが、物の流れを阻害しているケースも多くみられる。そこで、本章では医療機関内における物流管理システムを理解する上で必要な基本事項について記述する。

1. 医療機関のおける物流管理システムとは？

1）医療機関における物流管理の特徴

医療機関内における物流は、一般的な物流と比較して主に以下の特徴点がある。

①医療機関内で一つのロジスティックスが形成されている。
②医療機関内で患者という最終消費者向けにさまざまな加工が行われる。
③消費数量は単なる原価ではなく、医業収入に直結する部分がある。
④使用する材料は少量多品種であり、代替品がないケースがある。
⑤医療機関内外の流通経路について荷姿とパターンが多く、煩雑である。
⑥患者の生命に関わるケースがあるために、ストックコントロールが難しい。

それ以外にも購買方法など他市場にはない特徴を持っており、それぞれが物流管理に密接に関連している。したがって、これらの特徴を理解して対応

できる機能を実装したシステムが求められる。

2) 管理対象とすべき範囲

医療機関では、診療行為に使用する物品から清掃用品までさまざまな「物」が使用されている。それらの管理をマニュアル的に行う事は前述の特徴を加味すると極めて困難であり、SPD の目的と合わせて考えると以下の対象についてシステムで管理し、情報を取得することが望まれる。

【推奨される管理対象範囲】
　診療材料、医薬品、検査試薬、一般消耗品、備品消耗品、鋼製器具
【推奨される情報取得範囲】
　消費、請求、入出庫、購買、在庫資産（部署を含む）、預託在庫、トレース情報

なお、管理種別によって、物流管理をする上で固有の要件がある。それらの要件を把握して物流管理システムに実装する事も重要となる。

3) 医療機関から物流管理システムに対する要求事項

近年、医療機関を取り巻く経営環境の変化などから、要求事項一つ一つのレベルが高くなってきている。要求事項の主たるものはアウトプットである。アウトプットを得るには、特徴を踏まえたシステム機能と運用フローの構築、そして、適切な範囲の情報取得が重要である。

【医療機関から物流管理システムに対する要求事項】
　①在庫資産・預託在庫の適正化
　②物流管理の工程化・効率化
　③購買管理の工程化・効率化（購買額のコントロールを含む）
　④経営分析および診療科内の改善に使用できる材料原価の取得
　⑤術式別材料セットなど診療・治療の効率化
　⑥医療スタッフの本来業務集中
　⑦トレーサビリティによる医療安全の推進

他に、物流管理に関する市場動向や他施設事例など、ノウハウの提供もシステム導入時の重要な要求事項となるケースが多い。

2. 病院情報システムから見た物流管理システム

1）病院情報システムと物流管理システムの接点

　物流管理システムの本質は、文字通り「物を管理」する仕組みであり、病院情報システム（HIS）のように医療行為に対して直接的な関与をする仕組みではない。一方で、現在の医療行為は、そのほとんどが「人」と「物」が揃う事で成立しており、その「物」という部分で物流管理システムと病院情報システムとの間に接点が生まれる。また、使用した「物」に関する正確かつ詳細な記録という面では、病院情報システムだけでなく保険者側の分析や新しい製品開発など医療ビジネスを促進する観点からも強く求められてきており、「接点」の重要性が増している。

　なお、病院情報システムと物流管理システムの接点は「医療行為を行う場所への物品供給」と、「医療行為を行った際の実施（＝消費）記録」の二つが重要である。その接点を円滑、かつ正確につなぐことは、物流管理システムに対する要求事項の実現する上でも必要であり、そのためには病院情報システムと物流管理システム間で必要となる情報について把握しておかなければならない。

2）病院情報システムより取得すべき情報

　接点をつなぐために、病院情報システムから物流管理システムが取得すべき情報は、以下の通りとなる。

①オーダー情報（新規・変更・削除）
②オーダー実施情報
③職員情報
④患者情報

　情報の種類として考えた場合の特殊性は少ないが、病院情報システムはさまざまなシステムの集合体であり、オーダー種ごとに異なる情報の内容と入手経路を持つ。その内容と経路について、整理と実態確認をせずに情報取得を行っても不十分となる事が多い。また、①と②に関しては、「物」に関する情報が必要な粒度で含まれていることも重要な確認事項となる。

　「物」を使用しない部門は医療機関内に存在しないため、構築時の整理と確認作業は電子カルテと同様に広域規模となる。したがって、ノウハウを持つベンダーに協力してもらう事で、効率よくその過程を経ないと有効な仕組みの構築は難しい。

3）病院情報システムへ提供すべき情報

物流管理システムから病院情報システムへ提供すべき情報は、以下の通りである。

①物品マスタ情報
②トレーサビリティ情報
③ソースマーキング情報

①に関しては、少量多品種である事で、規模が大きい医療機関では、少なくても1万アイテムを超えるマスタが必要となる。それらを複数システムにマニュアルでメンテナンスし続ける事は、高い業務知識とリソースが必要であり現実的ではない。（3章（2）マスタメンテナンス参照）

②に関しては、「物」に関するあらゆる情報を「物」が施設内に入ったタイミングで取得できるシステムは物流管理システム以外にはなく、年々、医療におけるトレーサビリティに関する要求が高まっている事からも重要である。

③は、「オーダー実施を入力する」という行為を医療現場でスムーズに行うためには、物流管理システムから情報を提供すべきである。GS1に準拠したメーカーの情報を使用するケースもあるが、施設内で加工が行われる事などさまざまな理由から、インソースマーキングを活用する必要がある。

なお、「物」に関する最も詳細な情報は、物流管理システムが保有している事が一般的であり、その情報を病院情報システムが最大限活用する事で詳細な情報を最小限の負荷で取得する事が可能となることは十分に考慮しなければいけない。

3. 今後の物流管理システム

ここまで、現在の物流管理システムについて基本事項を記述してきたが、近年、早い速度で医療機関における物流管理システムに対する要求事項は追加または変化してきている。そのため、今後、物流管理システムを構築する上で近い将来、対応しなければいけないと予想される主な項目を列記する。

①地域・法人単位の物流管理システムと情報の統合
②在宅医療に対する物品管理の対応

③GS1 準拠によるトレーサビリティの推進・対応範囲の拡大
④川下から川上へ向けた情報伝達（EDI の整備と促進）
⑤新製品やメーカーリコールなど情報発信
⑥IoT の活用
⑦AI による物流予測・需給予測の活用
⑧ディスポ製品の複数回使用への対応

　現時点では具体性が見えない大きな項目が多いため、それぞれ要求が具体化する速度には差が発生すると考えられる。しかし、医療制度の特性から国家的に必要と判断された項目については、急速にハイレベルな要求事項となる可能性もある。物流管理システムに携わる者は、医療業界の動向はもちろんのこと、他市場における最新技術の活用状況などもキャッチアップしておくことが重要である。

終わりに

　医療における物流管理システムは、その特殊性や専門性から人材も不足しており、まだまだ発展が遅れている分野と考えられる。だが、現在の医療は先に述べたように「人」と「物」が組み合わされる事で成立している。医療費抑制、医療安全確保、医療機器の研究開発など、さまざまな課題に対して「物」という視点で見ると、物流管理システムが果たすべき役割は大きい。SPD だけではなく、国、医療機関、卸会社、メーカーといった業界関係者すべてのさまざまな視点で、一貫性を持つ有効な物流管理システムが構築されていく事が強く望まれる。

（松本康雅・松本義久）

(2) マスタメンテンス

はじめに

　医療の業界において、医療材料の品目数は約 100 万件超、医薬品は約 5

万件と言われており、その品目数から医療材料マスタの管理や整備を行っていくことが非常に困難であることがわかる。また定義が明確ですでに標準コードが整備されている医薬品と異なり、医療材料は標準コードがそもそもなく、また種類も幅広いため、どこからどこまでの物品を医療材料とするのか？　定義は曖昧であり、病院によって認識が異なる場合もある。

　マスタメンテナンスにおいては運用全体の標準化がされておらず、病院個別での運用が散見されることから、本項では医療材料マスタをどのように整備し、運営していくのかを説明していくこととする。

1. 病院としてのマスタ管理

(1) マスタの重要性

　マスタとは、コンピュータが処理できるように対象物を一に指定するコードと、対象物の名前などを収容したデータ（『医療情報　第5版』篠原出版新社より）のことである。

　医療材料マスタは、病院の運営をしていく上で最も重要なデータツールの一つであり、物品管理をする上でも正しいマスタ情報を管理することは必要不可欠である。医療材料マスタは物品コード、物品名称、物品分類、価格などの物品基本情報を網羅したデータであり、つねにマスタ整備が必要不可欠である。多くの病院では自院でマスタメンテナンスができないので、SPD事業者等にマスタメンテナンスを一任している。

　また病院によってはマスタの重要性の認識が薄く、正確な登録、維持管理ができていない。登録されている各種項目は病院が独自の定義やルールに基づいて決めている場合が多く、結果的に煩雑になってしまっている。

　マスタの精度は物流管理システムの運用や購買業務（価格交渉作業等を含む）、患者別原価の把握、使用追跡情報取得等、すべての業務や連携に関わってくるため、マスタは拡張性に配慮して構築するべきである。

(2) マスタの必要項目

　病院が管理し、メンテナンスを必要とするマスタ項目の情報は、医療材料マスタの基礎となる「物品の基本情報」と病院ごとに異なる「病院固有の情報」の2種類がある。項目の詳細は下記の表1、表2の通りだが、2種類の項目はそれぞれメンテナンスの方法が違うため、各項目の必要性も含め、分け

て説明する。

表1　物品の基本情報

マスタ項目	説明
GTIN-13	商品を識別するためのコードで、事業者が設定する。「どの事業者の、どの商品か」を表すコードで、8桁、12桁、13桁、14桁の4種類がある。最も一般的で基本となるのが、13桁のGTIN-13である
JANコード	日本では、JANコード（ジャン：Japanese Article Number）という名称で知られているが、国際的には、GTIN-13（または、旧名称のEANコード〈イヤン：European Article Number〉）と呼ばれている
物品名	物品の一般的な名称
品番	物品の製品番号、カタログ番号とも呼ばれる
規格	物品の規格やサイズ（cm、ml、Fr等）の情報
荷姿関連情報(単位)	物品の包装単位、ケース、箱、使用単位（バラ単位）等がある
販売元および製造元名称	販売元や製造元など、メーカー情報、特に販売元は変更になる場合が多々ある
定価情報	メーカーが定めた物品の定価で希望小売価格とも呼ばれている
特定保険医療材料情報	特定保険医療材料とは保険医療機関における医療材料の支給に要する平均的な費用の額が、診療報酬とは別途に定められている医療材料で特定保険医療材料名称、償還価格、レセプト電算コード等の各種項目がある
クラス分類	薬機法で定められた不具合発生時における生体に対するリスク度合いの分類（クラスⅠ～Ⅳ）
生物由来情報	生物由来とは人その他の生物に由来するものを原料、または材料として製造される医薬品、医薬部外品のこと。該当する製品を識別する区分が必要である
薬事法承認番号	薬事法による医療用具の承認番号および許可番号

表2　病院固有の情報

マスタ項目	説明
病院固有の管理コード	原則重複をしないマスタの管理コードで病院によってコード体系が異なる。資材コードや物流管理コードとも呼ばれている

マスタ項目	説明
購入業者名	物品を購入する業者、病院によって異なるが、契約形態によっては一括購入業者などもある
購入業者との契約単位	物品を購入する際の単位、購買単位とも呼ばれる
購入業者との契約単価	物品を購入する際の単価、購買単価とも呼ばれる
物品分類	集計及び分析用の分類、分類内容は使用用途により各病院で異なる（分類がない、もしくは整備していない病院も多い）

2. マスタメンテナンスの方法について

（1）汎用的な医療材料データベースの活用（メンテナンス用の参照マスタ）

　「物品の基本情報」をメンテナンスする方法の一つとして公開されている「医療材料データベースの活用」がある。理由としては、病院が単独で膨大な件数の日々変化していく医療材料情報を取得し、整備していくのは難しいためである。

　医療材料データベースを提供している会社は、民間企業では、「メディエ社」、「メディアスソリューション社（メッカル）」、「MRP 社」の3社がある。財団・社団法人では、医療機器の販売業者が加盟している「一般社団法人日本医療機器販売業協会（JAHID）」、厚生労働省と経済産業省の共管である財団法人「一般財団法人医療情報システム開発センター（MEDIS-DC）」がある。

　マスタ登録件数の多い大規模な病院は、上述した候補の中から選ぶことが多く、選択する理由は病院によりさまざまであるが、主にデータベースを選択する基準としては、以下の通りである。

1）マスタマッチング率（網羅率）

　冒頭に述べた通り、医療材料の品目数は約 100 万件超と言われており、今後もさらに増加していくことが想定される。そのような状況の中、マスタ登録件数の多い上述のデータベースは病院管理のマスタとのマッチング率が高くなる可能性が高く、正確な管理が可能となる。マスタマッチング率は高ければ高いほどよいが、手術用カスタムキット等の特注品、また医療材料以外の物品など、基本的にデータベースにない物品が病院それぞれの事情によ

り登録されていることが多く、100％に達することは望めない。以上のような事情を考慮すると、マッチング率の目安としては、およそ80％以上であれば、マスタ管理や各種分析に支障がでないと思われる。

2）マスタ各種項目の精度（正確性）

　病院が必要とする「物品の基本情報」のマスタ項目については、各社ほぼ網羅しており、大きな違いはない（下記、メディエ社のマスタ詳細画面参照）。ただし、問題はその精度（正確性）にバラツキがあることである。整備対象となるマスタ件数が多く、入れ替わりが激しいなどのためである。製造販売中止の情報、販売元メーカーの変更や、箱の入数など包装単位の変更、2年ごとの特定保険医療材料の償還価格改定（それに伴う定価改訂も含め）などがあり、データベース提供会社はつねにタイムリーに正しい情報へ更新していく必要がある。マスタの精度は運用に直結するため、マスタの正確性は特に重要視すべきである。

《参考：メディエ社 マスタ詳細画面》

3）新規マスタ（新製品）の登録速度

　頻繁な医療材料の製品の入れ替わりに対応した新製品の情報取得は重要であるが、登録速度については各社バラツキがあり、情報の取得方法もそれぞれ異なる。主な取得方法は、新製品を使用した病院からの情報収集、メーカーからの新製品の販売情報収集、公益財団法人医療機器センターの通知による情報収集などがある。またMEDIS-DCの情報取得は、新製品の販売時にメーカーが直接データベースへ登録する方法を取っている。登録速度は速いほどよいとされるが、新製品を頻繁に使用することがない病院にとっての重要度

は低い。

4）物品分類（各社の独自分類）

　医療材料の物品分類は、各種分析や同種同効品の集約の際に使用する重要なマスタ項目である。ただし、物品分類を提供しているのは民間企業の3社のみで、二つの財団・社団法人については独自の物品分類項目がない。

　各社の分類はそれぞれ特徴が異なるので、病院としては使用する用途や目的に応じて選択する必要がある。そのため、どの分類が優れているかは判断できないが、より目的にマッチングした分類を選ぶことが重要である。

※病院の分類使用目的の一つに「同種同効品の集約のための物品特定」があるが、どの分類を選択したとしても100％の絞込みはできない。理由としては、そもそも効果が同一であるかどうかの判断が難しく、同種の分類であっても、同効の分類とは限らないからである。さらに絞り込む場合には、業者・メーカー・診療部と議論しながら進めていく必要があるだろう。

5）ダウンロードデータの仕様

　病院マスタを「医療材料データベース」を活用し整備する場合は、データベースから対象となる物品情報をダウンロードして、一括更新・登録することが最善の策である。

　候補に上げた3社と2財団・社団法人についてはデータの一括ダウンロードに対応しているが、病院側の管理システムのデータ連携の仕様（一括更新・登録機能等が可能か？）について注意する必要がある。

　また通常の一括ダウンロード整備による運用では、「病院固有の管理コード」と各社によってコード体系が異なる「医療材料データベース独自の管理コード」をマッチングして行うが、MEDIS-DCはそのコードを持っていないため、「JANコード」等の共通コードを使用する必要がある。

　ダウンロードできるマスタデータについては、病院の求める項目が網羅されているかと、ダウンロード件数にも注意する必要がある。提供会社の多くはダウンロード件数に応じて費用が変わってくるので、データの仕様について選択する際にはよく検討するべきある。

6）費用（予算）

　医療経費の圧縮をつねに求められている昨今の病院経営において、「医療材料データベース」の採用に掛かる費用は、最も重要な判断要素である。マ

スタ整備に掛かる妥当な費用についてはよく議論されているが、現在のところ病院それぞれの判断に委ねられているケースが多い。また提供会社の価格帯もバラツキがあり、当然ながら仕様によっても変わってくる。

　上述したように、医療材料マスタの重要度は高く、マスタメンテナンスは病院にとってのメリットとなるはずである。提供会社のマスタ仕様を勘案し目的と導入効果に見合った予算が必要であろう。

（2）メンテナンスの方法

　マスタは管理範囲の拡張性（集計分析の有効性・他システムとの連携）を配慮して構築し、物流管理の基本的な考え方である「1物品1管理コード」とするべきである。また価格交渉用情報（重点分析区分・償還率・複数の見積価（見積業者含む））、保険請求整合用情報、支払整合用情報（契約形態・複数の勘定区分）、使用追跡用情報（使用区分・診療科・部署・（術式等・診断群分類・疾病・複数の属性））を付加情報として集計分析できることを想定して構築する必要がある。

　以上のようなマスタを運用（メンテナンス作業含む）していく上で必要な要素は三つある。一つ目はメンテナンス用の参照マスタとして使用する医療材料データベース、二つ目はマスタを管理するシステム、三つ目は医療材料に精通した整備担当者である。この三つの中で最も重要な要素は三つ目の整備担当者である。参照マスタと管理システムはマスタメンテナンスを行うためのツールの一つであり、ツールを扱う整備担当者の人材育成が必要不可欠である。

　上述した三つの要素に基づいた具体的なメンテナンス方法については、以下の通りである。

1）マスタ管理体制

　病院内におけるマスタの管理体制について、病院が自前で管理できないためにSPD事業者に「丸投げする型」が多い。理由としては、病院側では医療材料に精通した人材の確保が難しいなど、さまざまである。SPD事業者等にマスタ管理を委託すること自体はなんら間違えではないが、任せるべき部分と抑えるべき部分を分離して運営するべきである。昨今では病院が抑えるべき範囲が変わりつつあり、マスタデータの所有権を病院が抑えることが多くなってきている。

2）適正なマスタ登録件数

病院の適正なマスタ登録件数はどのくらいか？　についてよく議論されている。病床数や診療科によって使用する医療材料が変わってくるので一概には言えない。一つの参考値としては「病床数×10」で、およその適正なマスタ件数を計ることができる。ただし、循環器カテーテルや整形インプラントなどフルサイズ一式でマスタ登録が必要な場合があるので、実際にはさらに上乗されると思われる。

3）物品の基本情報

「物品の基本情報」については上述した通り、「医療材料データベース」を活用するのがよいとされている。しかしながら、誤解されてしまうことが多い。「医療材料データベース」を使えばすべての登録マスタや項目のメンテナンスができるわけではないので、使い方次第ということになる。したがってデータベースを扱う人材の確保や育成が重要となってくる。

4）病院固有の情報

a. 管理コードの体系

病院によってコード体系は異なっているが、桁数は6～8桁が妥当である。またコード体系に意味合いを持たせる場合には、基本的に不変の情報を組み込むことが原則とされている。購入業者などの可変情報は、業者を変更する都度にコードの振り直しが発生するためである。また、コード体系に物品分類や勘定科目を組み込むケースも多い。しかし、極端に複雑なコード体系で採番すると、通常の運用に負担がかかってしまうため注意が必要である。マスタの管理システムによっては、ユニークコードで自動採番できる仕組みなどもある。

b. 単位及び入数の整備

病院内の単位や入数の整備については、マスタメンテナンス業務の中で最も難易度が高い。理由としては主に下記の三つが上げられる。

・物流管理業務や実績数量集計作業等に係るので、変更作業に時間がかかる。
・単位の認識が整備担当者によって異なる（製品のパッケージだけでは情報が不十分な場合がある）。
・消化払い運用（使用単位による購入）の浸透により、病院ごとに購買単位が異なる。

※単位と入数の整備は3）で述べた「物品の基本情報」にも関わってくる。

基本的な情報はデータベースより取得可能だが、上述した理由により、運用に応じた「使用単位」と「購買単位」を構築していくことが必要である。

c. 契約単価の更新

契約単価の更新作業は日々発生する。購買業務に直接影響を及ぼすだけでなく、履歴情報の管理を必要とし、価格交渉用の情報としても使用することから、その重要度は高い。

d. その他の病院固有の項目

「勘定科目」の振り分け方についてはよく議論がされている。冒頭で述べた通り、医療材料の定義は曖昧であり、病院ごとに異なるだけでなく、整備する担当者ごとでも異なる場合が多い。例えば「医療材料データベース」に登録されている物品は、原則、医療材料とし、それ以外は消耗品などの勘定科目に設定するなど、ある一定の基準やルールを設ける等で運用していく必要があろう。

e. 各種補助マスタ

マスタを作成・整備していく上で各種補助マスタの設定は重要である。運用していく上で必要な補助マスタのほとんどは「医療材料データベース」から取得可能で、物品基本マスタとは別に設定し、補助マスタと紐づけすることが一般的とされている（管理システムのマスタ設計方法により異なる）。

マスタ項目	説明
物品分類マスタ	採用する医療材料データベースの分類によって異なるが平均で500〜600分類
特定保険医療材料名称マスタ	特定保険医療材料の名称マスタ、約800分類
JMDN分類マスタ	薬事法上の医療機器とみなされている日本独自の一般的名称、約3000分類
販売元及び製造元名称マスタ	医療業界全体で3000社ほどだが、病院の平均採用メーカーは250〜300社である
単位マスタ	病院ごとに異なるが、業界全体で認識を統一していく必要がある
購入業者マスタ	病院ごとに異なる
勘定科目マスタ	使用している会計システムにより病院ごとに異なる

3. MEDIS-DC について

　財団法人「一般財団法人医療情報システム開発センター」が提供している医療材料データベース「MEDIS-DC」のメリットとデメリット、また使用方法等について説明する。

(1) メリットとデメリット
1) メリット
　MEDIS-DC のメリットは二つある。一つ目は厚生労働省が推進するある意味で公的な医療材料マスタデータベースであること。二つ目は医療機関、大学等のデータベース使用料は無料で、ID 登録すればすべての機能が使用できることである（機能詳細については後述）。特に費用がかからないという点においては民間データベースと比較すると大きなメリットである。ただし、医療機器販売業者、医療機器製造販売業者には使用料が発生する。

2) デメリット
　デメリットとしては材料データベースの不備が多いことが上げられる（下記参照）。MEDIS-DC は体制を強化しデータベースの正確性と信頼性を向上させていくことが求められている。

- ・新しい材料だと登録されていない場合がある。
- ・データベースの JAN コードと GTIN の整備不備。
- ・データベースの独自管理コードがない。
- ・独自の物品分類がない。
- ・希望小売価格情報（定価情報）が整備されていない。
- ・すでに販売中止となっているマスタが整理されていない。

(2) 使用方法
1) WEB 検索方法
　検索機能および検索速度について、検索機能は各種マスタ項目で検索ができ、あいまい検索も可能、検索速度は標準的である。検索は会員登録をしなくても実行できる。会員登録の必要がないのは MEDIS-DC のみであり、他社のデータベースは何らかの登録や契約が必要である。

機械	機器	体診	その他	ＪＡＮコード(7～13桁)	
機械	機器	体診	その他	インジケータ付商品コード(GTIN14)(14桁)	
機械	機器	体診	その他	商品名	シリンジ
機械	機器	体診	その他	製品番号	
機械	機器	体診	その他	製造販売企業	テルモ
機械	機器	体診	その他	薬事法承認（認証）番号または届出番号	
機械	機器	体診	その他	ＪＭＤＮコード	

□ 関連ＪＭＤＮコード、体外診断用医薬品用ＪＭＤＮコードも対象とする

2）マスタ項目と画面の見方

マスタ基本項目についてはほぼ網羅されており、順調に整備されていけば有用性は高い。

医療機器データベース

データ登録企業名	アボット バスキュラー ジャパン
新規 訂正 機械 **機器** 体診 その他 **（Ⅳ）**	
JMDN	36035004　冠動脈ステント
商品分類	生体補助・代行機能：循環器関係
JAN/略称	8717648162053　ザイエンス　エクスペディション　ヤクザイヨウシュツステント
商品名	XIENCE Xpedition 薬剤溶出ステント2.25 x 23 mm
商品名カナ	ザイエンス　エクスペディション　ヤクザイヨウシュツステント２．２５　ｘ　２３　mm
薬事申請書上の販売名	XIENCE Xpedition 薬剤溶出ステント
規格	2.25 x 23 mm
製品番号	1074225-23
薬事法承認（認証）番号または届出番号	22500BZX00309000
生物由来	非該当
滅菌区分	滅菌済

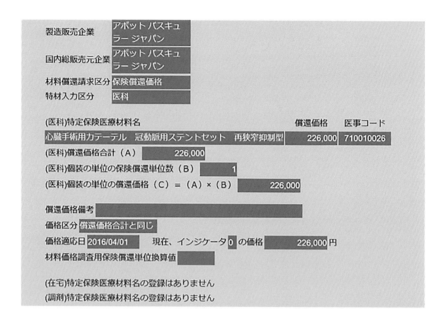

・GTIN情報について（包装単位情報）

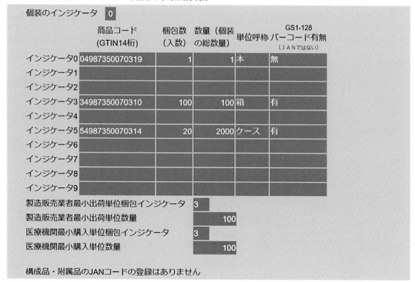

3) データダウンロードについて

　ダウンロードするにはID登録が必要である。医療材料マスタ100万件超のデータを一括でダウンロードできる。他のマスタ提供会社はダウンロード件数に応じて費用が加算されていくに対して、医療機関は無料でダウンロードできるのが利点である。ただし、ダウンロードデータのマスタ項目は

約 800 項目もあり、膨大なデータの中から当該病院が使用している必要な医療材料のデータのみを選択してダウンロードする機能を備えていないため、必要なデータをダウンロードするには JAN コードをキーコードとして、当該病院が使用しているマスタとマッチングして特定する方法しかない。そのためには、データベース管理に精通したスキルを有する人材が必要である。

（穂田哲也）

第Ⅱ編

SPD導入で
なにが変わるか

1^章 標準コードと医療安全・トレーサビリティ

標準コード、標準化のメリット

1）標準コードとバーコード

「バーコード」とは、数字や文字などのデータである「コード」を、暗色のバーと明色のスペースの組み合わせによって表し、スキャナなどの読み取り機器を用いて読み取れるようにしたもののことをいう。つまりバーコードとは、人が目視で確認していたデータを、自動認識技術を用いて、迅速かつ正確に識別することができようにするためのツールといえる。

コード　4569951116179　バーコード　(01)04569951116179

現在では、いたるところでバーコードが利用されている。もし、個別の企業、個別の業種それぞれが異なるルールにより、コードの設定やバーコードの表示を進めると、サプライチェーンの各所で、コード変換やバーコードの張り替えが必要となる。また、業務が煩雑で、コストも増加し、ミスが生じるリスクも高くなる。

このようなことを避け、サプライチェーンの効率化を図るためには、流通過程全体を通して利用できる標準コードとバーコードが必要である。特に、医薬品や医療機器のように厳密なトレーサビリティが要求されるものについては、メーカーから患者まで標準化されたコードを一貫して利用し、効率化のみならず、患者安全や医療の質を確保することが重要である。

そのような世界中で共通して使用するための標準コードとバーコードの

ルールを定めている団体が GS1（ジーエスワン）である。

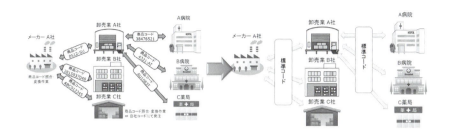

2）GS1 とは

　GS1（ジーエスワン、略称ではない）は、ベルギーに本部をおく国際的な標準化団体である。商品識別コードやそれを表すバーコードなどに関する国際的なルール作りを通じて、サプライチェーンの可視化、効率化に取り組んでいる。現在、世界150カ国以上で、GS1が標準化したコードやバーコードを活用することができる。日本からは、(一財) 流通システム開発センターが代表機関として GS1 に加盟しており（国際的には GS1 Japan と呼ばれている）、国内での GS1 標準の普及活動を行っている。

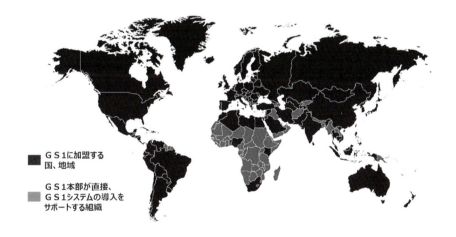

3）GS1 識別コード

　GS1 では、さまざまなモノ（商品、資産、サービスなど）や場所を世界中でユニークに識別でき、世界のどこで使用しても重複しないコード体系を定めている。

具体的には、GS1 Japan のような各国の GS1 加盟組織が、その国の事業者に対し「GS1 事業者コード」を貸与する。日本の事業者には、日本のコードとして GS1 本部で定められた「45」または「49」から始まる GS1 事業者コードが GS1 Japan より貸与される。GS1 加盟組織が一元的に管理することにより、「GS1 事業者コード」は、世界の事業者間で絶対に重複しない、その事業者固有のコードとなる。

　この「GS1 事業者コード」に、事業者自身で商品を識別するためのコードや、場所を識別するためのコードを付加することで、世界共通で、モノや場所の識別に使用することのできるコードを生成することが可能となる。こうして設定されるコードは「GS1 識別コード」と呼ばれる。

　2017 年現在、GS1 識別コードは 11 種類あり、その中で、世界的に最も普及しているものが、商品を識別するための GTIN（ジーティン）である。

GS1識別コードの例

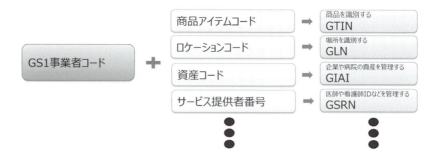

4）GTIN（ジーティン）

　GTIN（ジーティン：Global Trade Item Number）は、商品を識別するためのコードで、その商品に責任を持つ事業者（ブランド・オーナー）が設定する。日常的に購入する商品にはもちろん、医療機器、医療材料、医薬品にも設定されている。GTIN は、「どの事業者の、どの商品か」ということを表すコードで、8 桁、12 桁、13 桁、14 桁の 4 種類があるが、この四つの GTIN のうち、最も一般的で基本となるのが、13 桁の GTIN である。日本では、JAN コード（ジャン：Japanese Article Number）という名称で知られているが、国際的には、GTIN-13（または、旧名称の EAN コード〈イアン：European Article Number〉）と呼ばれている。

　GTIN-13 は、以下の 3 つのパーツから構成されている。

① GS1事業者コード：GS1加盟組織（日本の場合は GS1 Japan）から貸与される、事業者を識別するコードで、「どの事業者の」ということを表す。
②商品アイテムコード：事業者自身が商品ごとに設定する、商品を識別するコードで、「どの商品か」ということを表す。
③チェックデジット：バーコードの読み誤りを防ぐ1桁の数字で、チェックデジットを除いた数字から算出される1桁の数字である。

　GTIN-14は、GTIN-13が設定された商品を複数梱包した包装（例えば、中箱や外箱、元梱包装など）に設定するコードで、その包装の中に入っている商品の GTIN-13 を基に、GTIN-14 を設定する。具体的には、商品に設定された GTIN-13 の① GS1事業者コード、②商品アイテムコードをそのまま使い、先頭にインジケータと呼ばれる1桁の数字を加えて設定する。インジケータには1〜8の数字を自由に選ぶことができ、このインジケータの違いにより荷姿を区別できる。例えば、中箱にインジケータ1、外箱にインジケータ3といったように別の数字を設定することで、中箱と外箱の違いを識別することが可能となる。チェックデジットはインジケータが変わるごとに再計算する。

　GTIN-14は、日本では集合包装用商品コード（または ITF コード）とも呼ばれている。

　なお、国内ではあまり一般的ではないためここでは詳しくは述べないが、GTIN-14を使わず、中箱や外箱の包装単位にも GTIN-13 を設定することもできる。この場合、商品アイテムコードは包装単位ごとに変える必要がある。

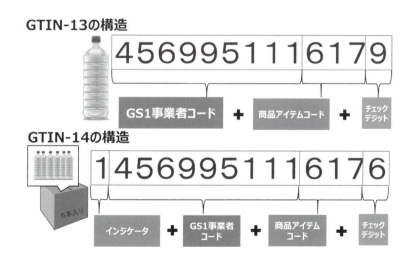

5) 医療用医薬品・医療機器等への GTIN 設定

　日本で販売される医療用医薬品、医療機器については、厚生労働省通知により、原則、GTIN を設定することが定められている。

　日本の医療用医薬品に設定される GTIN には特徴がある。厚生労働省通知により、調剤包装には GTIN-13、販売包装と元梱包装には GTIN-14 を設定することが定められているが、この GTIN-14 には、調剤包装の GTIN-13 の商品アイテムコードとは別の番号を設定する必要がある。また、GTIN-14 を販売包装と元梱包装に設定する際、販売包装のインジケータを必ず 1 に、元梱包装を必ず 2 にすることが決められている。

　一方、GS1 の国際的なルールでは、GTIN-14 を設定する際はその GTIN-14 と商品アイテムコードが一致する GTIN-13 が必要であり（商品アイテムコードを変更してはいけない）、また、インジケータは 1 から 8 までのいずれかの数字とされており、包装ごとにインジケータを何にするかということは定められていない。

　医療機器や医療材料については、医療用医薬品と異なり、GS1 の国際ルールに沿った GTIN の設定が行われている。

　医療用医薬品に設定される GTIN の特徴はつぎの表の通りである。

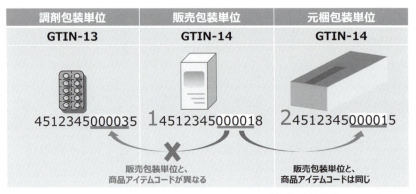

※医療機器や医療材料はこれにあたらない。

6) GS1 標準のバーコード

　商品ごとに設定される GTIN であるが、バーコードでそのコードを表示することにより、スキャナなどを用いて、より正確で簡便なデータ入力や記録が可能となる。

一般的な商品には、GTIN-13（JANコード）をJANシンボル、GTIN-14をITFシンボルというバーコードで表示する。

　しかし、医療の質や安全を確保するためには、その製品が「どの事業者のどの商品か」というGTINの情報に加えて、ロット番号や有効期限といった情報も重要となる。

　そのため、医療用医薬品や医療機器などには、GTIN以外の情報もバーコードに表示できるよう、一般的な商品とは異なるバーコードが採用されている。具体的には、医療用医薬品には、GS1データバー、GS1-128シンボル、医療機器や医療材料にはGS1-128シンボル、GS1データマトリックスというバーコードが使われている。

　有効期限などの情報をこれらのバーコードに表示する際に必要となるのが、アプリケーション識別子（AI：エーアイ）である。AIとは、バーコードの下に括弧でくくられている数字である（下図の場合、GS1データバー、GS1-128シンボル、GS1データマトリックスの（01）、（17）、（10）など）。AIは、その後に続く情報の種類とフォーマットを定義するものであり、例えば、AIが（17）の場合、情報の種類としては有効期限日、フォーマットとしては年年月月日日の6桁数字で表すことが、国際的なルールとして定められている。

　AIの種類は現在100項目以上あるが、医療の分野でしばしば使われるのは、(01) GTIN、(10) ロット番号、(11) 製造年月日、(17) 有効期限日、(21) シリアル番号などである。

7）医療用医薬品のバーコード表示

　日本の医療用医薬品には、調剤包装単位と販売包装単位には GS1 データバー、元梱包装単位には、GS1-128 シンボルという種類のバーコードを使用することとされている。

　調剤包装単位のうち、特定生物由来製品については、AI（01）GTIN、（17）有効期限、（10）ロット番号または（21）シリアル番号が、その他の医薬品については、AI（01）GTIN のみがバーコード表示される。

　販売包装と元梱包装については、特段の事情がある場合を除き 2021 年 4 月出荷分以降、すべての医療用医薬品について、AI（01）GTIN、（17）有効期限、（10）ロット番号または（21）シリアル番号が表示される予定である。なお、元梱包装については、これらの情報に加えて、AI（30）数量（入数）もバーコード表示することが定められている。ただし、この AI（30）数量のバーコード表示は、日本の医療用医薬品の特殊なルールで、一般的な商品や医療機器などには、基本的に表示されない。さらに、日本の医療用医薬品の場合、AI 情報の表示順も、厚生労働省通知により厳密に定められている（GTIN、有効期限、数量、ロット番号またはシリアル番号の順番）。医療用医薬品の場合、この表示順にのみ対応すればよいが、後述の医療機器の場合、これ以外の順番にも対応する必要がある。

バーコード表示対象

医療用医薬品の種類	調剤包装単位			販売包装単位			元梱包装単位			
バーコード	GS1データバー			GS1データバー			GS1-128バーコード			
表示内容	商品コード（GTIN）	有効期限	製造番号又は製造記号	商品コード（GTIN）	有効期限	製造番号又は製造記号	商品コード（GTIN）	有効期限	数量	製造番号又は製造記号
特定生物由来製品	◎	◎	◎	◎	◎	◎	◎	◎	◎	◎
生物由来製品	◎	○	○	◎	◎	◎	◎	◎	◎	◎
注射剤	◎	○	○	◎	○*	○*	○*	○*	○*	○*
内用剤	◎*	○	○	◎	○*	○*	○*	○*	○*	○*
外用剤	◎*	○	○	◎	○*	○*	○*	○*	○*	○*

◎：2008年9月以降必須表示　　◎*：2015年7月以降必須表示　　○：任意表示
○*：2021年4月以降必須表示

8）医療機器へのバーコード表示

　日本の医療機器や医療材料、体外診断用医薬品などには、基本的には

GS1-128 シンボル、小さい商品の場合には GS1 データマトリックスが表示される。また、医療機器などの種類ごと、包装単位（個装、中箱、外箱）ごとに、バーコードに表示すべき項目（AI（01）GTIN、(17) 有効期限、(10) ロット番号または（21）シリアル番号）が厚生労働省通知により定められている。ただし、医療用医薬品と異なり、AI の表示順は定められていない。また、特に海外から輸入される商品については、例えば、AI（11）製造年月日など日本ではあまり表示されない AI が表示されている場合もある。AI が 01、17、10、21 以外の場合についても、バーコードを読み取れるようなシステム設計としておく必要がある。

➢ 個装表示　　　　　　　　　　　　　　　　　　　◎：必須　○：任意

表示対象の分類 / 表示範囲と情報	商品コード（GTIN）	有効・使用期限	ロット番号またはシリアル番号
1　高度管理医療機器	◎	◎	◎
2　特定保険医療材料	◎	◎	◎
3　上記以外の医療機器	◎	○	○
4　体外診断用医薬品	◎	◎	◎
5　医療機器以外の消耗品	○	○	○

➢ 中箱表示・外箱表示

表示対象の分類 / 表示範囲と情報	商品コード（GTIN）	有効・使用期限	ロット番号またはシリアル番号
1　高度管理医療機器	◎	◎	◎
2　特定保険医療材料	◎	◎	◎
3　上記以外の医療機器	◎	◎	◎
4　体外診断用医薬品	◎	◎	◎
5　医療機器以外の消耗品	◎	○	○

9）医療機関での活用メリット

　日本の医薬品や医療機器の GS1 標準のコード設定とバーコードの表示は、世界に先駆けて開始されており、その表示率は、世界的に見てもかなり高い水準にある。GS1 標準のバーコードが製品に出荷時点で表示されているということは、病院独自のバーコードへの貼り替え作業が不要となり、貼り替えミスを回避することができるということを意味する。

　こうした環境の下、先進的な医療機関では、GS1 標準バーコードの活用をはじめている。医薬品・医療機器に表示されたバーコードを読み取り、その製品を確実に識別することで、例えば、つぎのようなことが可能となる。

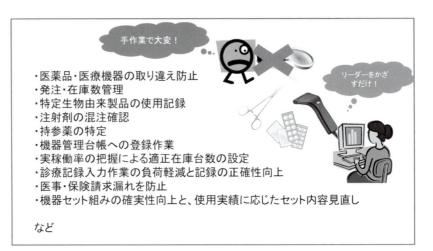

10）具体的な活用事例

A病院では、病棟でのミキシングの際にバーコードを活用している。作業手順はつぎの通りである。

①担当者のIDバーコードを読み取る。
②薬剤部での調剤の際に発行される注射用照合ラベルを読み取る。
③注射薬のGS1標準バーコードを読み取る。

バーコードによる確認の導入前は、2人体制で目視確認を実施していた。しかし、バーコードを業務に取り入れることで、1人でより確実な確認を実施することが可能となった。まさに、医療の質の向上と効率化を両立させることに成功した事例であるといえる。

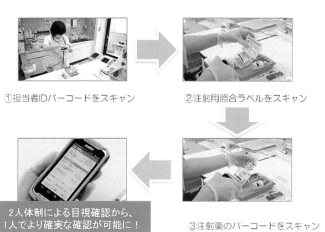

①担当者IDバーコードをスキャン　②注射用照合ラベルをスキャン
③注射薬のバーコードをスキャン
2人体制による目視確認から、1人でより確実な確認が可能に！

　B病院では、鋼製器具にGS1データマトリックス（2次元バーコード）を刻印し、手術後の器具回収時と洗浄後の組立時にバーコードを読み取り個々の器具を管理している。単品単位で管理を行う効果としては、体内遺残防止、カウントミス防止、正確なセット組み、紛失防止、無断持ち出しの抑制などが挙げられる。

　B病院では、鋼製器具のセット組み作業は、従来、専門知識のあるベテラン看護師が実施していた。しかし、バーコードによる管理システムを導入した結果、専門知識がなくとも作業が可能となり、外注職員へ業務をシフトできるようになった。しかも、その作業は迅速かつ正確で、術後の鋼製器具の確認を含めてシステム導入によるセット組み作業の所要時間は、年間2,000時間削減できたと推計されている。

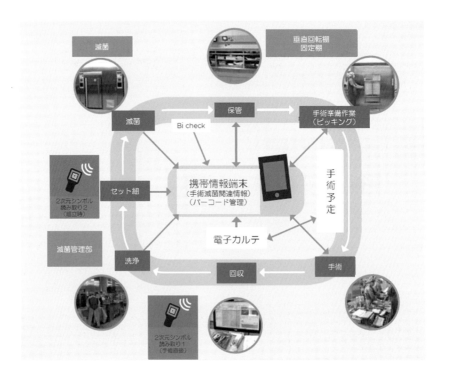

　GS1標準は、国・地域を問わず、また、メーカー、卸、SPD事業者、医療機関を含むサプライチェーン上のすべての関係者が、共通して使用することができるコード体系とバーコードである。メーカーから患者に使用されるまでを、共通の一つのコードで製品識別することにより、一貫したトレーサビリティも可能となる。また、今後、地域連携などが進み、一つの病院の中で医療が完結しなくなると、各病院独自のシステムでは対応ができなくなる局面も出てくるであろう。そうした場合にGS1標準はより大きな効果を発揮する。

　日本は、バーコードの表示率が最も高い国の一つであり、バーコードを活用するための素地が最も整えられた国の一つであるといえる。この整えられた環境をぜひ、より多くの医療現場において、有効活用していただきたい。

（植村康一・前川ふみ）

2章 手術室におけるSPD

（1）手術室での物品管理

　昨今のSPD受託業務は物品・物流管理に留まらず、業務範囲と業務内容が拡大してきている。特に手術室では、手術準備業務の一つであるピッキング業務の代行や、いくつかの手法による患者別原価管理業務を行うケースが増えてきている。手術室所属の看護師は病棟の看護基準に算入されないため、看護基準維持を目的とした病棟への人事異動による欠員や、病棟に優先的に新人が配置される傾向にあることによる慢性的な人手不足、急性期病院として生き残りを図るために手術件数を増やす施策を病院が取っているなどの要因がある。

　そこで、非看護業務の一つで、比較的外部委託の優先順位が高いピッキング業務をSPD事業者や滅菌代行業者に外部委託し、手術室看護師の業務量の低減を図り、本来業務への傾注を目指す病院が多いと思われる。

（2）セット化・キット化

　病院で取り扱う医療材料は、一般的に多品種少ロットで購入する傾向が強く、特に中央手術室（以下、手術室）や心臓カテーテル治療室などでは、院内の他部門に比べて、非常に多くの種類の医療材料を使用している（図1）。SPD導入にあたりこれらの部門での物品管理は、主に限られた衛生材料や医療材料を扱う病棟に比べ難易度が高いと言える。そのため手術室にはSPDを導入していないケースや、導入にあたっては手術室には専任の担当者を配置するSPD事業者もある。

　手術室における効率化を検討すると、病院が独自に行うにせよ、SPD事

第Ⅱ編　SPD導入でなにが変わるか

図1　キット構成品の一例

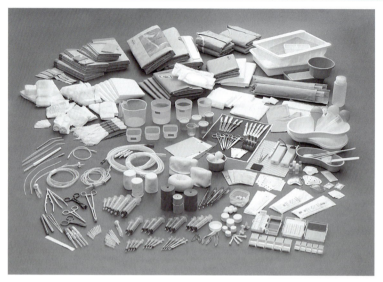

業者に委託するにせよ、まず、最初に取り組むことが術前準備における「セット化」である。症例の多い術式について、あらかじめセットを組んでおくという発想は当然のように発生し、手書きリストから、Excel による管理、SPD や電子カルテのサブシステムによる管理に発展し、作業自体が看護師から SPD 事業者に移行したという流れである。

　ここで重要な点は、セットの種類の判断とそのマスタのメンテナンスである。有効なセット管理の留意点として以下4点を挙げておく。

① **元々の SPD システムに登録された医材マスタの精度が高いこと**

　セット化では、最少滅菌単位でのピッキングが行なわれるため、SPD のマスタも単品管理が求められる。また、未使用品の戻しが発生することもあり、滅菌単位での使用期限、ロット管理の機能、または仕組みがあることが理想である。

② **セット化すべき術式かどうかの判断が的確になされていること**

　セット化には当然人件費がかかるため、どこまで汎用性のあるセットを組むか、術式の頻度（症例数）がどのくらいか、術者による特異性がどの程度あるのか等を把握し、セットのリストを作成する必要がある。

図2　一般的なカイザーキット

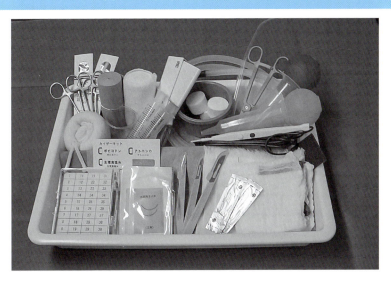

③ セット内容のメンテナンスが適宜行われていること

　一度作成したセット内容も、商品切り換え、新製品の登場、術者の異動等により、その内容が変更されるため、変更時には適切にメンテナンスが必要である。セット用に箱を開封したバラ在庫も存在し、その廃棄を避けるために、変更のタイミングの調整、他部署への移動も考慮しなければならない。

④ 手術予定とセット組のスケジュール管理を行うこと

　セットの回転（使用頻度）により、セット自体を定数化し、つねに一定量準備しておくセットと、手術予定表に合わせ、その都度セットするものがある。週単位、日単位で業務が平準化されるスケジュールを組むことが必要である。

　こうしたセット化が効率よく行われていると、つぎの段階としてキット化となる。病院独自、あるいはSPD事業者に委託していたセットのうち、使用頻度の高いものをセット提供メーカーに依頼するものである。もちろん、セット化を経ずにキットの導入も可能であるが、セットを円滑に運用できる経験を持った方が、病院が主導となる効果的なキット導入につながる。

　使用頻度の高い汎用キットは、一般的に医師毎ではなく術式ごとにパッケージ化していくため、医師の好みを必ずしも反映していない。同種同効品への切り替えやメーカーの統一化を図るうえで、キット化自体が院内で医師を説得する材料となるので、手術部とSPD事業者の協力により、適切なキッ

ト導入とメンテナンスを行ってほしい。

　また、医師の医療材料に対するこだわりに対して説得をしていくには、SPD事業者が消費記録をもとにした納得性の高いデータを準備しておくことが肝要であるが、そもそもキットのパッケージに入っている医療材料は、オーバースペックの高級品はあまり多くなく、複数の術式でも使用できる汎用品も多いため、これらの医療材料の使用で手術が滞りなく行えているといった実績データは役に立つはずである。データを参照せずにむやみにキット種類数を増やしすぎると、在庫スペース、デッドストックなどの問題が発生する場合があるため、実績ベースのキット管理が必要である。

（3）原価管理

　入院加療中の患者の、手術室内とその事前事後における医療収入と費用については、保険診療上の計算、考え方が別であり、特にSPDが有効に作用する急性期病院においては、その管理の如何により収益に大きな影響が出ることは論を待たない。

　手技料に包括される医療材料、保険償還が適用される医療機器を確実に捉え、手術における材料費を把握することは、物品管理上SPDのシステムの守備範囲であるが、ここでもまずマスタの精度が重要な要因の一つである。

　また、セット化・キット化はコスト把握の手間を軽減する有効な手段である。良質なマスタによる正確な材料費の把握ができた先には、薬剤費、スタッフ人件費、各種償却費、術中の各作業時間等の把握となるが、採用しているSPDのシステムがその機能のいくつかを持っている場合、HISや医事データとの連携を図る場合、把握すべき費用の粒度など、病院自身がどのレベルの管理を行いたいかにより、業務量、ひいては管理コストの多寡に繋がってくる。

　これら原価管理の数値が適正に把握できると、その分析により経済性の高い手技、術者による原価の差、手術室の有効な回転／使用頻度、手術室のスケジュール管理などを改善するポイントがつかめてくる。

（4）その他

　準備室も含めた手術室における物品管理には、SPD事業者だけではなく、滅菌業者、キット製品メーカー、循環器／整形外科等の専門業者などが関連するため、各社が連携を取れるような業務フローを作成し、共有することが円滑な運用に繋がる。当然そのフローには病院の組織、スタッフも組み込まれているべきで、これにより収益の確保と共に、医療安全の確保も同時に図れる仕組みとなることが理想である。

　一方、医療行為が行われている現場での作業となるため、患者個人情報の取り扱い、医師法／医療法等の関連法規や、立会い規制など医療機器業公正競争規約に抵触しないなど、コンプライアンス遵守にも留意する必要がある。

（福井泰志・菊地公明）

3章 SPD導入の効果

(1) 看護部における導入効果

　SPD導入の最大の目的は「看護スタッフの負担軽減」です。図1の通り、定数物品管理に関する作業工程を従来の流れと、SPDシステムの流れを比較すると看護部の作業工程が大幅に削減されることがわかる。

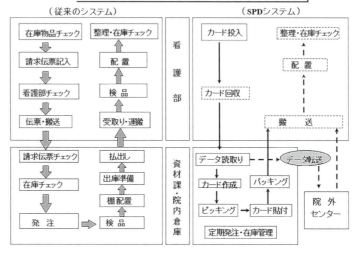

図1　システムの流れの比較（定数物品）

　では、負担軽減、工程短縮などにより、どの程度の特に経済的効果があったのかを比較・判定するにはどのようにしたらよいのであろうか。SPD導入前の状況がどのようなものであったかなどの作業時間を調査している病院はほとんどないため、数値効果比較や経済的効果を算出することは困難である。

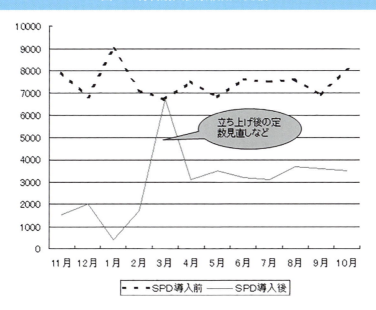

図2 材料購入伝票枚数の比較

　いささか古いデータ・資料ではあるが、1994年（平成5年）院外供給・預託方式のSPDを首都圏で初めて導入した日本医科大学多摩永山病院（現401床）の業務担当・外科病棟担当の西山弘子婦長（師長）が具体的な削減効果を調査・報告した資料を紹介する。20年以上前のデータではあるが、現在でもシュミレーションモデル、指標として十分活用できると思われる。

　図2、図3の通り、看護部が作成する請求伝票枚数が大幅に減少し、また、物品の見直しにより各部署の物品数も大幅に削減することができた。

1）直接看護時間の増大

　最も、看護師、患者に喜ばれ、医療の質を高める効果が向上したのは、図4の通り、直接看護時間が増大したことである。SPD導入前後の業務時間を比較すると主にベッドサイドの患者をケアする直接看護時間が27.8％から33.9％と約6％増えている。

3章 SPD導入の効果 ／ （1）看護部における導入効果

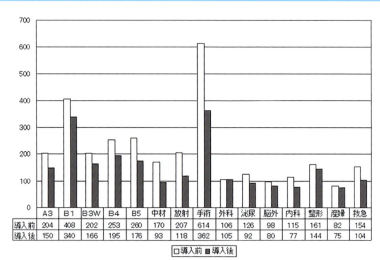

図3 部署配置品目数の比較

2）看護部の間接経済効果

　経済効果の算出は難しい問題であるが、前述の西山師長が試算した看護部の間接経済効果はつぎの通りである。

A）医療材料に係わる業務・労働時間（1部署・1日当たり）

（主たる業務内容）	（所要時間）
1）棚在庫チェック・請求伝票記入・発行	60分
2）係長・婦長・総婦長への申請・承認	30分
3）資材課への伝票提出・移動・説明	30分
4）払出し品受け取り・運搬	30分
5）棚配置・整理作業	30分
合　計	180分（3時間）

　上記3時間を永山病院の看護部20部署における人件費換算をすると、つぎの通り年間で8.5人分の人件費、年間2,250万円の経済効果が生まれた計算になる。

図4　看護業務のタイムスタディの変化

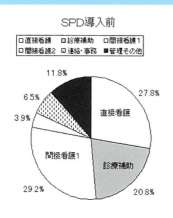
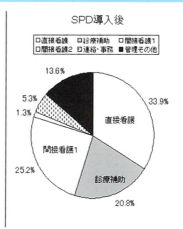

B）定数管理導入による経済効果（人件費換算）

（部署数：20　実動時間：7時間／日、年間人件費：300万円／人）
　3時間 × 20部署 ＝ 60時間　　60時間 ÷ 7時間 ＝ 8.5人
　8.5人 × 300万円 ＝ 2,250万円

3）間接経済効果を数値化できないメリット

　当時、オープンさせたばかりの日本医科大学多摩永山病院の救急救命センターでは、医療材料の管理に看護師が四苦八苦していたが、SPD導入により、看護師のロードが大幅に軽減され、治療業務に専念できたことは大きな効果であったと評価されていた。

　現在では、上記救急救命センターの例に加え、間接経済効果を数値化できないが、データの収集・蓄積により各種の分析ができ、トレーサビリティができるなど病院経営に対する貢献度合は計り知れないほど多大であることは確かである。

（笠原庸介）

（2）期待経済効果試算のシミュレーション

　SPD 導入時には、SPD 事業者等からさまざまな提案がなされ、導入効果が検討される。病院がなにを求めているかを明確にすることが大切であるが、病院の規模、診療科目などにより、また、物品管理の状況等により導入効果を試算することは困難である。しかしながら、導入期待効果を何らかのかたちで数値化することが求められるため、SPD 運用業務の経験から試算モデルを以下の通り作成した。

1）モデルの作成

　直接効果と間接効果に分けて考えたい。直接効果とは、医療材料を在庫、消費を管理することによる無駄の削減、請求の防止による目に見える、数値比較ができる購入金額等の削減である。この中に物流管理業務の付随業務としての調達・購買業務を行った場合の購入額の削減も含めることにする。間接効果とは、前述の看護部の負担軽減による人件費換算のコスト効果および発注・在庫管理・払出業務を SPD 事業者に移行するのに伴う事務職員数の削減などである。

　モデル病院　：　300床、年間医材購入金額36,000万円　在庫金額　8,000
　　　　　　　　　万円
　　　　　　　　　部署数：約15部署　看護師数：100名　事務職員（医
　　　　　　　　　材担当）：約1名

≪直接効果の部≫
A）医材の在庫・消費管理による削減効果
①病院在庫の削減：（指標：在庫金額の平均約50%の削減（ただし、初年度のみ））
　　在庫金額 xxxxxxx 万円 × 50% ＝ xxxxx 万円
②有効期限切れ、滅菌期限切れの防止：（指標：年間医材購入額の約5%の削減）
　　年間医材購入額 xxxxx 万円 × 5% ＝ xxxxxx 万円
③医事請求漏れの防止による収入増：

（指標：特定保険医療材料の約 5％分　特定保険医療材料は年間医材購入
金額の約 50％）

　　年間医材購入額 xxxxx 万円 × 50％ ×　　％ ＝ xxxxx 万円

B）医療材料の購入に係わる効果

類似品使用の統一化、入札制度等での再価格交渉による購入額の削減：（指
標：平均約 2％）

　　年間医材購入額 xxxxx 万円 × 2％ ＝ xxxxx 万円

≪間接効果の部≫

C）業務負担軽減等による人件費の削減効果

①看護部の負担軽減　：

（1 部署・1 日当たり業務・労働時間　3 時間　実働時間 7 時間／日　平
均年収 xxx 万円）

　　部署数 × 3 時間 ÷ 実働時間／日 × 平均年収 ＝ xxxxx 万円

②事務職員の人員削減　：（便宜的に床数割（○○○床／300 床）にて試算）

　　人員数 × 病床数：xxx 床／300 床 × 平均年収 ＝ xx 万円

≪標準化効果の部≫

　従来では上記の直接・間接効果の試算だけで十分であったが、現状では、
さらに安全性、トレーサビリティの観点から UDI、標準コードの利用促進、
バーコードの活用による効果の算出も求められている。間接効果の前提には、
バーコード利用などの要素がすでに含まれているとも考えられるが、入力ミ
スの回避やコードの統一化による意思疎通の改善を図ることで、再確認、修
正などの無駄な作業時間、事務業務時間を大幅に削減できるため、人件費削
減の時間コスト換算をつぎの通りとしたい。

D）バーコード、標準コード利用による経済効果

二次元バーコード等での規格統一による看護師・事務職員の業務時間の削減

①（指標：看護師：1 日削減時間平均 5 分　　実働時間 420 分／日　平均
年収 xxx 万円）

　　総看護師数 ×（5 分 ÷ 実働時間／日）× 平均年収 ＝ xxxxx 万円

②（指標：事務職員：1 日削減時間平均 10 分　実働時間 420 分／日　平均
年収 xxx 万円）

　　総事務職員数 ×（10 分 ÷ 実働時間／日）× 平均年収 ＝ xxxxx 万円

○**モデル病院の試算**

モデル病院：300 床、年間医材購入金額 36,000 万円　在庫金額　8,000 万円

部署数：約 15 部署　看護師数：100 名　事務職員（医材担当）：約 1 名

　モデル病院のケースを「医療材料の購入に係わる効果」を除外して直接・間接効果だけを試算すると下記の通り初年度で 10,300 万円、次年度以降で継続的に 6,200 万円の効果があがる。

≪**直接効果の部**≫

A）医材の在庫・消費管理による削減効果

①病院在庫の削減：在庫金額 8,000 万円× 50％＝ 4,000 万円（初年度のみ）

②有効期限切れ、滅菌期限切れの防止：年間医材購入額 36,000 万円× 5％ ＝ 1,800 万円

③医事請求漏れの防止による収入増：年間医材購入額 36,000 万円× 50％ × 5％＝ 900 万円

A）合計 6,700 万円　（初年度のみ）

≪**間接効果の部**≫

C）業務負担軽減等による人件費の削減効果

①看護部の負担軽減　：15 ×（3 時間 ÷ 7 時間／日 ）× 500 ≒ 3,200 万円

②事務職員の人員削減　：1 名× 300 床／ 300 床× 300 ＝ 300 万円

C）合計 3,500 万円

直接・間接効果　　　　　総合計 10,000 万円　（初年度）
6,200 万円　（次年度以降）

　上記に B）医療材料の購入に係わる効果と標準化効果の部：D）バーコード、標準コード利用による経済効果を加算すると B）では 720 万円、D）では 702 万円とさらなる経済効果が生まれる。

B）医療材料の購入に係わる効果

　類似品使用の統一化、入札制度等での再価格交渉による購入額の削減：（平均約 2％）

年間医材購入額 36,000 万円 × 2% ＝ 720 万円

D）バーコード、標準コード利用による経済効果

　二次元バーコード等での規格統一による看護師・事務職員の業務時間の削減

　看護師：　　100 名 ×（5 分 ÷ 420 ／日）× 500 ＝ 595 万円

　総事務職員　　15 ×（10 分 ÷ 420 ／日）× 300 ＝ 107 万円

　　　　　　　　　　　　　　　　　　　合計　　702 万円

　導入効果に関する評価をどのようにするかが問題である。特に院長など病院経営層は、購入総額の削減額、価格の低減率など具体的に目に見える B）医療材料の購入に係わる効果や収入が増える効果に感心が高い。一方、人件費換算削減効果については、具体的な数値として人件費が下がるわけではない、空いた時間を十分活用できていないなどの理由で間接効果には、感心が薄く、軽視する傾向にある。また、初年度の在庫削減金額を除く、有効期限切れ、滅菌期限切れの防止や医事請求漏れの防止による収入増は、継続的にメリットを享受できる底積みの効果を忘れて、毎年何らかの目に見える効果を期待する、経営目標に設定する傾向が見られる。特に医療材料の購入に係わる例では、材料費の削減率を今年は○％、翌年も○％と毎年同じような削減率を永続的に求めたがり、資材課職員が苦慮するケースが多くみられる。毎年同じように削減できるのであれば、最後は材料費がタダになるのかと揶揄されている。このような経営感覚の病院経営層にとっては、医療材料の物流管理に係わるバーコード、標準コード利用の関心は薄く、投資には後ろ向きであろう。端的に言えば、金にならないものには、予算がないなどの理由でネグレクトしている状態である。入力ミス、指示違いなどによる医療ミスが発生した場合の評判の低下、賠償金支払いなど計り知れない経営への悪影響を考えると、医療ミスの誘発を未然に防止するための方策に投資せず、放置している姿勢はぜひとも是正していただきたいところである。

2）物流管理システム導入効果比較

　上記を踏まえ、バーコードを利用した SPD システムの導入効果を院内型、院外型、および病床規模別に比較検討したシミュレーションはつぎの通りである。

3章　SPD導入の効果　／　（2）期待経済効果試算のシミュレーション

バーコード利用による物流管理システムの導入効果比較シミュレーション（参考例）

単位（万円）

導入効果の部

			院内供給（預託方式）					
			200床			425床		
《直接効果》	備考	300床モデル指標値	推定値	削減額	指標値	推定値	削減額	
A-① 病院在庫の削減	（初年度のみ）	50%	4,200	2,100	75%	20,000	15,000	
A-② 不良在庫の撤廃	購入額	5%	28,000	1,400	5%	45,000	2,250	
A-③ 医事請求漏れ防止	特定保険医療材料（購入額の50%）	5%	14,000	700	5%	22,500	1,120	
A　合計				4,200			18,370	
B　同種同効品の統一等、価格再交渉による購入額削減	購入総額	2%	28,000	560	3%	45,000	1,350	
直接効果合計	初年度			4,760			19,720	
	2年目以降			3,220			6,070	
	5年間累計			17,640			44,000	
《間接効果》								
C　【人件費相当分】								
看護師総数（10対1看護）			64			117		
事務職員総数			12			30		
C-① 看護師のロード削減	計算式参照	3時間／日	部署数：12	2,570	部署数：19		4,070	
C-② 事務職員数削減	計算式参照	医材担当1名	1.0	3,000	2.0		6,000	
C　小計				5,570			10,070	
【その他】								
① 事務所経費の削減				120			240	
② 倉庫スペースの有効活用	月額1万円／坪							
その他小計				120			240	
間接効果合計				5,690			10,310	
直接・間接効果合計	初年度			10,450			30,030	
直接・間接効果合計	2年目以降			8,910			16,380	
直接・間接効果合計	5年間累計			46,090			95,550	
《標準化効果》：参考								
（業務時間のセーブ）								
D-① 看護師		1日当たりセーブ時間：5分		380			690	
D-② 事務職員		1日当たりセーブ時間：10分		85			210	
標準化効果合計	年間			465			900	
標準化効果合計	5年間累計			2,325			4,500	

《直接効果》	備考	院外供給（預託方式）					
		200床			300床		
		指標値	推定値	削減額	指標値	推定値	削減額
A-① 病院在庫の削減	（初年度のみ）	50.0%	5,000	2,500	50.0%	8,000	4,000
A-② 不良在庫の撤廃	購入額	5.0%	28,000	1,400	5.0%	36,000	1,800
A-③ 医事請求漏れ防止	特定保険医療材料（購入額の50%）	5.0%	14,000	700	5.0%	18,000	900
A　合計				4,600			6,700
B 同種同効品の統一等、価格再交渉による購入額削減	購入総額	2.0%	28,000	560	2.0%	36,000	720
直接効果合計	初年度			5,160			7,420
	2年目以降			3,220			4,140
	5年間累計			18,040			23,980
《間接効果》							
C 【人件費相当分】							
看護師総数（10対1看護）			64			83	
事務職員総数			12			15	
C-① 看護師のロード削減	計算式参照	部署数：12		2,570	部署数：15		3,200
C-② 事務職員数削減	計算式参照		1.0	3,000		1.0	6,000
C　小計				5,570			9,200
【その他】							
① 事務所経費の削減				120			180
② 倉庫スペースの有効活用		10		120	20		240
その他小計				240			420
間接効果合計				5,810			9,620
直接・間接効果合計	初年度			10,970			17,040
直接・間接効果合計	2年目以降			9,030			13,760
直接・間接効果合計	5年間累計			47,090			72,080
《標準化効果》：参考							
（業務時間のセーブ）							
D-① 看護師				380			490
D-② 事務職員				85			100
標準化効果合計	年間			465			590
標準化効果合計	5年間累計			2,325			2,950

（計算式）

《C−① 部署数 × 3時間 ÷ 実働時間／日 × 平均年収（500）＝ xxxxx万円 》 《C−② 人員数 × 病床数：xxx床／ 300床 × 平均年収（300）＝ xx万円》

《総看護師数 ×（5分 ÷ 実働時間／日）× 平均年収（500）＝ xxxxx万円》 《総事務職員数 ×（10分 ÷ 実働時間／日）× 平均年収（300）＝ xxxxx万円》

3章 SPD導入の効果 （2）期待経済効果試算のシミュレーション

システム導入費用＆ランニング費用の部

			200床	費用額		425床	費用額
医療材料マスタ整備費		マスタ数：3000	150		マスタ数：10,000	500
イニシャルコスト合計				150			500
メディエ等民間コード利用料・更新作業料	年間		66			154
物流管理システム（ソフト）	年間リース料	価格：1000	228		価格：3175	756
ハードウエア（パソコン、リーダーなど）	年間リース料	価格：300	72		価格：600	144
ＳＰＤ業務外部委託料	年間		840			1,500
ランニング費用年間合計				1,206			2554
5年間の費用の部累計			6,180			13,270

			200床	費用額		300床	費用額
医療材料マスタ整備費		マスタ数：3000	240		マスタ数：5,000	450
イニシャルコスト合計				240			450
メディエ等民間コード利用料・更新作業料	年間		66			100
物流管理システム（ソフト）	年間リース料		228	便宜的に院内と同額とする	700
ハードウエア（パソコン、リーダーなど）	年間リース料		72		
ＳＰＤ業務外部委託料	年間		2,300			3,300
ランニング費用年間合計				2,666			4,180
5年間の費用の部累計			13,570			21,350

差引導入効果

差引導入効果額（5年間累計）			42,235		86,780

差引導入効果額（5年間累計）			35,845		53,680

＊（直接間接効果合計 ＋ 標準効果合計）－ ランニング費用

3) 二次元バーコードによる医療材料管理システム導入による軽減効果

500床の公立病院で実際に実施された二次元バーコードによる医療材料管理システム導入による軽減効果がサン・システム社から、つぎの通り報告

されている。

二次元バーコードによる医療材料管理システム導入による軽減効果

★某公立病院 （500床）

削減内容	以前	現在	削減率
手術室のシステム化による定数確認、請求時間帯 （1999年8月 実施アンケート結果より）	5分以内 0名 5〜15分 11名 15〜30分 7名 30分以上 0名 該当なし 0名	5分以内 3名 5〜15分 9名 15〜30分 3名 30分以上 0名 該当なし 4名	請求に携わる人員が削減され、5分以内に請求・確認が完了するようになった。
手術室のシステム化による削減 【自動吻合器類】	在庫金額 7,240千円	在庫金額 4,630千円	在庫金額 36%削減
手術室のシステム化による削減 【器械類】	在庫金額 7,470千円	在庫金額 5,580千円	在庫金額 25%削減
手術室のシステム化による削減 【鏡視下手術用】	在庫金額 4,490千円	在庫金額 3,970千円	在庫金額 11%削減
手術室のシステム化による削減 【材料類】	在庫金額 1,080千円	在庫金額 1,030千円	在庫金額 4%削減
手術室のシステム化による過剰請求・不良在庫削減 （1999年10月病院管理研究会発表資料より）			1,200万削減
中央材料室のシステム化より 4カ月経過時点	当初在庫金額 9,710千円	現在在庫金額 7,710千円	在庫金額 21%削減
中央材料室の人員削減	職員：4名 （師長専任） パート：5名	職員：2.5名 （師長兼任） パート：5名	職員1.5名削減

All rights reserved, Copyright（C）SUN・System Corporation,1997-2004

（笠原庸介・松本義久）

4章 データ分析と経営支援

医療材料のデータ分析とマネジメント

原価計算の導入による経営と医療の質向上への取り組み
～ SPD の導入と DPC データの活用～

はじめに

　少子高齢化が急激に進んでいる中、総医療費も毎年増加の一途を示し、国家財政を圧迫しつつある。2年ごとに行われる診療報酬の改訂では、表向きは診療報酬の値下げにはなっていないが、各種加算要件の強化や厳密化によって病院収入が減少した結果、多くの病院が赤字経営を余儀なくされている。このような中で、病院は改訂のたびに可及的速やかな対応が迫られている。

　平成15年からは入院診療に対して、包括医療制度であるDPC（Diagnosis Procedure Combination）での診療報酬体系が導入され、医療機関は診療の詳細を電子化した状態で提出することが求められるようになった。その結果、自院だけでなく他院の電子化された各種データが入手できるようになり、DPCデータを利用しての経営分析、他院とのベンチマーク比較などが容易にできるようになった。

1）DPC データの活用と限界

　DPCの診療報酬体系においては、入院早期の包括範囲の診療報酬が高く設定されていることから、入院期間を短縮させるためにクリニカルパスの導入拡大（外来－入院－外来）、後方施設確保のための地域連携推進、短期入院手術の導入などによる手術機能の強化、各種検査を外来にシフトしたり、

日帰り手術や日帰り心カテの導入による外来機能の強化を行った。

　それらと同時に、入院期間中の検査を最低限にすることが求められ、DPC コードごとの他院との比較や出来高制度での収益と比較をすることにより、効率性を高くするための改革が、多くの医療機関において行われた。その結果、すべての疾患群において、本邦における平均在院日数は、診療報酬改訂のたびに短くなった。これらの検討の結果、手術を行う疾患群の患者の場合は、入院期間を短くすることが収益増加につながるが、内科系疾患の場合には、副傷病の有無や行われる医療内容によって大きく異なることになり、単に入院期間を短くすればよいというような単純なことではない事も明らかとなっている。

　しかし、DPC データを利用しての経営分析は、あくまでも診療報酬額が基準になり、包括医療制度と出来高制度との比較だけである。在院日数が短く、診療単価が高くても、稼働率が低いことは経営上どのような結果をもたらすのか、また、悪性疾患では抗がん剤など高額な薬を使用しているし、整形外科や循環器科は材料費が高いために、診療報酬額が高くなったとしても、本当に病院にとって利益を生んでいるかどうかは不明のままである。したがって、DPC データを利用した経営分析だけでは限界があり、粗利益を算出して経営指標としていく必要がある。

2）患者個人単位のデータ管理

　診療科単位での粗利益の算出であれば、数カ月遅れ程度で大まかに出すことは比較的容易であるが、混合病棟が多い場合には、病棟別の粗利益を算出することは容易ではない。また、DPC の診療報酬体系においては、疾患群によって包括範囲の報酬が決まっているので、疾患群ごとの粗利益の平均や入院日数との関係を知ることが、自院の経営を考えていく上で重要であり、患者個人単位での粗利益を算出することが求められる。したがって、最低条件として患者固有の経費である薬剤や、特定医療材料の患者個人への紐づけは必須である。さらに、一定以上額の医療材料や衛生材料費も紐づける必要があり、個人が特定しやすい手術関連や内視鏡室、カテーテル室関連は、少額の材料費も含めた SPD の導入は必須であることになる。

3）診療科別、術式別原価管理

　上記以外の医業費用については、診療科単位での収支を算出する際には、表 1、表 2 に示したような按分にて算出することにより、概ね納得感のある診療科別の収支が算出でき、これらを年度ごとに比較検討することにより、医師数増員の必要性や、新規器材の購入などを検討する資料とすることができる。また、薬剤費や材料費の割合は、診療科によって概ね変動が少ないので、毎月算出される診療報酬額から診療科の利益性を簡易的に相対比較することも可能である。

　また、SPD が導入され、医療材料が個人に紐づけされている状況であれば、表 3 に示すように、DPC の疾患群別の診療報酬から、疾患群に属する患者固有の経費を差し引くことは容易である。診療報酬は入院日数によって変化し、特に、外科系の診療科の場合には、設定されている一日当たりの報酬額が低く設定されることが多く、入院日数が長くなると、手術によって得られた利益が徐々に目減りしていくので、空き病床との関連を考えた上で、至適な入院期間を考えるためには、入院一日当たりの経費を算出する必要がある。この場合、一般病棟と ICU や HCU に入院した場合では、看護師の配置が大きく異なるので、ICU や HCU の一日当たりの経費は、別途算出しておくべきである。

　さらに、行う検査にかかる経費も収益性に影響するので、包括範囲内に含まれている高額な放射線検査に関しては、検査それぞれの経費を別途算出しておくことも求められるし、手術に関連しては、手術時間に応じて、麻酔科医や手術室看護師の給与費を按分しておく必要もある。これら以外の経費に関しては、積算して一般病床数で除することによって、自身の病院が一般病床の一病床を一日維持するのに必要な経費を算出することができる。

4）医師別収益計算

　これらのデータを使うことにより、患者それぞれの利益を算出することができ、この利益と担当医師の人件費とを比較することによって、医師個人の収益性を認識することができる。また、入院日数によってどの程度の収益が変化するのかを、シミュレーションを行って知ることができ、診療の詳細に対して、より具体的な経営改善のために、対策を各担当医に提案することが可能になる。

表 1　医業費用の按分方法の一例

医業費用

材料費	材料費		SPD データ
	薬剤費		医事データ
	給食用材料費		給食用材料費 x 食事オーダー数比

給与費	医師	給与 + 白衣クリーニング	人事データ
	看護師	給与 + 白衣クリーニング + 看護助手委託費	病棟看護師給与の総和 x 入院患者延数比 + 外来看護師給与の総和 x 外来看護師配置比
	中央診療部門	検査技師	検査技師給与の総和 x 検査オーダー数比
		薬剤師	薬剤師給与の総和 x 処方・注射オーダー数比
		放射線技師	放射線技師給与の総和 x 放射線オーダー数比
		理学療法士	関係診療科直下
		ソーシャルワーカー	SW 給与の総和 x 依頼件数比
		事務・顧問	事務職員給与の総和 x 各診療科の医師数比
		法定福利費・退職給付引当金	総額 x 全給与比
		・	・
		・	・

委託費	検査委託費		検査委託費 x 検査オーダー数比
	給食委託費		給食委託費 x 給食オーダー数比
	警備・清掃委託費		警備・清掃委託費を麻酔科を除く各診療科で等分
	保守委託費		保守委託費 x 診療科稼動額比
	寝具委託費		寝具委託費 x 入院患者延数比
	・		・
	・		・

経費	電気ガス水道		各診療科で等分

設備関係費			(所有医療機器償却費 + その他償却費) x オーダー数 (手術、内視鏡、放射線、生理検査) 比

4章　データ分析と経営支援　／　医療材料のデータ分析とマネジメント

表 2　診療科別収支の具体例

表 1 の按分方法を使った場合の診療科別の粗利益を示す。稼動額に対する材料費の比率は概ね一定であるので、毎月算出される稼動額から材料費を差し引くことにより、大まかな粗利益を予想でき、人件費に見合った収益性があるかどうかの判断がリアルタイムで可能となる。

			総合内科	循環器内科	小児科	外科	整形外科	皮膚科	産婦人科	眼科
医業収益	医業収益	稼動額	¥1,578,646,414	¥2,011,246,404	¥474,449,126	¥1,646,652,471	¥1,826,482,203	¥151,792,646	¥664,630,170	¥183,868,793
	医業費用									
医業費用	材料費計		¥361,867,760	¥996,195,752	¥53,363,237	¥423,304,209	¥424,705,489	¥13,169,075	¥62,373,381	¥33,818,949
		医薬品費（委託費含む）	¥316,708,702	¥81,189,824	¥34,673,457	¥286,799,363	¥39,691,127	¥6,641,921	¥32,623,413	¥9,060,032
		診療材料費（委託費含む）	¥25,057,006	¥900,556,585	¥11,665,057	¥118,569,778	¥356,816,661	¥3,041,870	¥22,507,800	¥21,901,590
		医療消耗器具備品費	¥6,815,636	¥5,601,579	¥3,873,731	¥7,993,689	¥9,503,135	¥1,272,235	¥4,001,907	¥2,146,537
		給食用材料費	¥13,286,416	¥8,847,765	¥3,150,993	¥9,941,380	¥18,694,566	¥2,213,050	¥3,240,261	¥710,791
	給与・賞与費		○○○○	○○○○	○○○○	○○○○	○○○○	○○○○	○○○○	○○○○
	委託費		△△△△	△△△△	△△△△	△△△△	△△△△	△△△△	△△△△	△△△△
	設備関係費		¥101,233,212	¥99,527,177	¥50,968,373	¥100,815,327	¥125,583,318	¥39,936,697	¥62,912,332	¥40,198,353
	研究研修費		¥1,056,865	¥1,056,865	¥1,056,865	¥1,056,865	¥1,056,865	¥1,056,865	¥1,056,865	¥1,056,865
	経費		¥51,943,282	¥36,365,462	¥28,920,280	¥45,7 00,893	¥56,921,103	¥23,576,743	¥33,659,926	¥22,118,624
	・・・・・・		×××××	××××	××××	××××	××××	××××	××××	××××
	医業費用計		¥1,505,195,829	¥1,810,993,184	¥568,049,119	¥1,311,881,219	¥1,397,668,231	¥223,654,221	¥610,920,200	¥246,104,317
収支差額	医業収支		¥73,450,585	¥200,253,220	¥ 93,599,993	¥334,771,252	¥428,813,972	¥ 71,861,575	¥53,709,970	¥ 62,235,524

■ 5）診療報酬と必要経費の比較

　さらに、一般病床の一病床と、ICU・HCU の一病床を一日維持するのに必要な経費を知ることにより、その経費より診療報酬が高い場合には入院していることが利益につながるが、経費以下の場合には入院していること自体が損益となっている可能性が高いと判断することができ、特に内科系疾患の場合、それぞれの疾患群について効率的な入院期間を大まかに知ることができる。

　すなわち、病院の経営状況の詳細を把握するために粗利益での評価が有効であり、そのためには材料費が患者個人に紐づけされた SPD を導入することが必須であり、その上で各医療機関が検討したい目的に応じて、医事データや人事データなどを SPD データとリンクさせることにより、より詳細な経営分析が可能となると思われる。

表3 DPCコード別の粗利益算出例

入院1日当たりの利益から一般病棟と集中治療室それぞれに入院した場合の経費を差し引くことにより粗利益が算出でき、疾患ごとの利益性がわかる。これらの結果から入院日数が適正であるかどうかの判断も可能であるし、医師の人件費に見合う収益が挙げられているかどうかも判断できることになる。

循環器内科

DPCコード		症例数	のべ在院日数	平均在院日数	請求金額	薬品費	材料費	請求金額-薬品・材料費	入院1日あたり
050030	急性心筋梗塞								
	xx03、xx97	61	904	15	¥153,345,600	¥7,469,911	¥59,179,709	¥86,695,980	¥95,903
	xx99	7	61	9	¥4,686,370	¥458,442	¥222,923	¥4,005,005	¥65,656
050050	狭心症								
	xx03、xx97	371	1181	3	¥84,806,650	¥8,590,022	¥11,162,897	¥65,053,731	¥55,084
	xx99	19	145	8	¥46,343,450	¥723,959	¥37,965,063	¥7,654,428	¥52,789
050070	頻脈性不整脈								
	xx01	255	1228	5	¥474,352,760	¥7,625,411	¥330,630,898	¥136,096,450	¥110,828
	xx99	66	273	4	¥31,240,810	¥811,067	¥12,061,553	¥18,368,190	¥67,283
050130	心不全								
	xx00	208	3436	17	¥213,236,100	¥11,897,788	¥41,952,915	¥159,385,398	¥46,387
	xx10	44	658	15	¥54,150,250	¥2,858,439	¥16,143,189	¥35,148,623	¥53,417

外科

DPCコード		症例数	のべ在院日数	平均在院日数	請求金額	薬品費	材料費	請求金額-薬品・材料費	入院1日あたり
060020	胃癌								
	01、02、03	47	1343	29	¥90,183,830	¥5,095,911	¥30,029,395	¥55,058,524	¥40,997
	99	101	539	5	¥22,491,980	¥2,954,653	¥11,269	¥19,526,058	¥36,226
060035	大腸癌								
	01	89	1612	18	¥111,070,820	¥5,517,926	¥38,284,015	¥67,268,879	¥41,730
	97	35	306	9	¥20,858,660	¥2,570,334	¥4,585,551	¥13,702,775	¥44,780
	99	73	393	5	¥29,942,950	¥11,570,881	¥67,697	¥18,304,372	¥46,576
060150	虫垂炎								
	02	96	702	7	¥59,838,950	¥2,820,584	¥5,555,206	¥51,463,160	¥73,309
	99	24	143	6	¥6,154,770	¥337,652	¥0	¥5,817,118	¥40,679
060210	腸閉塞								
	97	43	995	23	¥59,253,120	¥4,153,328	¥10,518,949	¥44,580,843	¥44,805
	99	44	539	12	¥21,650,180	¥1,182,711	¥223,053	¥20,244,416	¥37,559
090010	乳癌								
	97	42	472	11	¥31,071,460	¥1,141,973	¥2,687,059	¥27,242,427	¥57,717
	99	64	431	7	¥23,396,010	¥4,508,720	¥22,092	¥18,865,198	¥43,771

4章 データ分析と経営支援 / 医療材料のデータ分析とマネジメント

整形外科

DPC コード		症例数	のべ在院 日数	平均在 院日数	請求金額	薬品費	材料費	請求金額・薬品・ 材料費	入院1日あ たり
070230	膝関節症								
	01,02	48	1272	27	¥78,652,220	¥1,838,686	¥31,324,985	¥45,488,549	¥35,761
	97	3	17	6	¥864,960	¥19,798	¥60,057	¥785,104	¥46,183
07034x	脊椎管狭窄								
	97	153	3279	21	¥264,531,640	¥4,834,864	¥64,561,137	¥195,135,638	¥59,511
	99	74	476	6	¥17,570,590	¥403,941	¥7,713	¥17,158,936	¥36,048
070350	椎間板変性、ヘ ルニア								
	01	59	537	9	¥40,664,190	¥998,957	¥8,714,278	¥30,950,955	¥57,637
	99	19	112	6	¥4,290,530	¥62,075	¥0	¥4,228,455	¥37,754
160760、 770	前腕の骨折	50	334	7	¥26,574,340	¥493,601	¥6,935,358	¥19,145,382	¥57,322
160800、 810	大腿骨近位骨折								
	01	49	1594	33	¥108,111,950	¥1,587,922	¥37,936,899	¥68,587,130	¥43,028
	02	87	2933	34	¥136,361,180	¥2,769,306	¥24,283,253	¥109,308,621	¥37,269

（小森博達）

5^章 備蓄在庫と災害時対策

備蓄在庫調査アンケート
－災害時対策の提案－

　本章では、「季刊イザイ」誌、No.19（2012 年 9 月 10 日発行）に掲載された「備蓄在庫アンケート調査結果の概要と提言」を再掲する。

　なお、「季刊イザイ」誌、No.17（2011 年 11 月 4 日発行）の緊急提言（SPD研究会より）「災害時における医療材料の供給等に関する提言」は紙面の都合上、再掲しないことをお許しいただきたい。必要な方は、バックナンバーを篠原出版新社にご注文いただきたい。

備蓄在庫アンケート調査結果の概要と提言
SPD 研究会

　SPD 研究会は、「災害時における医療材料の供給等に関する提言」（「季刊イザイ」誌、No.17）で提案した「備蓄在庫調査」をつぎの通り実施した。

　学術的な詳細分析・論文については、集計・分析を担当いただいた中島範宏助教・上塚芳郎教授（東京女子医科大学　医療・病院管理学）に別の場で発表いただくことになっている。SPD 研究会としては、医療材料物流管理等に関与している立場から、アンケート結果からその背景・要因を推測すると共に、備蓄在庫の在り方はどのような形がよいのか、だれが、どのような医療材料、医薬品を在庫しておけばよいのかを提言したい。

　アンケート送付先は 588 件、災害拠点病院 54、地域災害拠点病院 538（災害拠点病院との重複 4 件含む）に対し、165 病院（回収率 28.06％）から回答をいただいた。この種のアンケート調査としては、東京女子医科大学のご協力をいただいた結果、高い回収率となった。

目　的

　3.11 東日本大震災は、未曽有の災害であり、甚大な被害をもたらした。従来の阪神淡路大震災や新潟中越地震とは被害発生の機序が異なるため、既存の震災発生時のマニュアルでは対処しきれなかった。医療機関そのものが被災し、医療材料や医薬品がほとんど津波に流されたのだ。その中で、不足する医療材料・医薬品の確保に SPD 事業者や卸業者などが貢献したことは、広く認められるところである。

　今回のアンケートは、災害拠点病院*と地域災害拠点病院での、医療材料、医薬品の備蓄の実態を明確にし、今後の災害に対応するための方針を提言することを目的とした。

＊災害拠点病院とは、日本において、地震・津波・台風・噴火等の災害発生時に災害医療を行う医療機関
　を支援する病院のことである。各都道府県の二次医療圏ごとに原則 1 カ所以上整備される。

1）アンケート調査の概要

調査期間：2011 年 11 月 15 日～ 12 月 15 日
対　　　象：基幹および地域災害拠点病院　　588 病院
調査方法：郵送法による無記名調査
集計及び分析：東京女子医科大学病院・医療管理学
　　　　　　　　　　　　中島範宏助教・上塚芳郎教授
回答施設所在地：

北海道・東北ブロック	28
関東甲信越ブロック	15
首都圏ブロック	35
中部東海ブロック	31
近畿ブロック	14
中国ブロック	10
四国ブロック	7
九州・沖縄ブロック	25
合計	165　施設

回答施設経営主体：
　　国（独立行政法人含む）　　　　　　　　4

県・市・町村（地域独立行政法人含む）	81	
国公立大学	13	
私立大学	17	
日赤・済生会・社会保険・労災・厚生連	28	
民間（財団、社団、医療法人など）	20	
不明（未回答）	2	
合計	165	施設

回答施設の施設認定

基幹災害拠点病院	29	
地域災害拠点病院	116	
未回答	5	
合計	165	施設

（回収率）

　一般的なアンケート調査と比べ回答率28.01％は高いとはいえ、災害に備えるべき医療材料、医薬品のアンケートに回答しない・できない災害拠点病院が約70％あることはどのように理解すべきであろうか。その要因としては、「面倒である」「備蓄在庫がない」「通常在庫と備蓄在庫を区別していない・する意識がない」「備蓄在庫があっても形式的なもの」「期限切れも多く、まともに回答できない」「担当者が不明確である」などと推察される。

　アンケート結果の主要点は以下の通りです。

2）回答集計の概要

（備蓄在庫の保有）

　災害用の備蓄在庫の保有は、保有している64.3％、保有していない32.7％、未回答3％で、回答数は165件。保有している117件のうち、医療材料の在庫保有区別は、区別（47％）より日常在庫と一緒（62％）が上回っている（図1、図2）。

（SPDにおける在庫）

　自由記入などから、「病院在庫は3日〜7日」との声が聞かれるが、この在庫日数が定数配置されている部署在庫なのか、もしくは院内倉庫分を含め

図1　回答施設経営主体

	施設数	割合（%）
国（独立行政法人含む）	4	2.4
県・市・町村（地方独立行政法人含む）	81	49.1
国公立大学	13	7.9
私立大学	17	10.3
日赤・済生会・社会保険・労災・厚生連	28	17.0
民間（財団，社団，医療法人など）	20	12.1
不明（未回答）	2	1.2
合計	165	100.0

図2　日常使用品との保有区別（医療材料）

	施設数	割合（%）
区別	55	47.0
日常在庫と一緒	62	53.0
在庫は一緒だが台帳は区別	0	0
合計	117	100.0

た病院全体の在庫なのかは明確ではない。

　本調査ではSPDに関する設問を設けていないが、SPD在庫は院外センター供給型（預託）では、通常、部署の定数配置は約5〜7日分であり、院内倉庫供給型（預託）では、部署に3日分、倉庫のバックアップ在庫を含め病院全体で約7日分である。

　余談になるが、昨年4月にNHKからSPDの在庫（定数配置）は3日分と決まっていると聞くがどのような根拠か、との問い合わせがあった。3日分と決まっているわけでなく、病院・SPD事業者間で配置数量は話し合いで決めていると答えたところ、NHKの担当者は理解したようだ。

　SPD事業者等は全国チャネルを活用し、必要な医材を周辺地域から収集

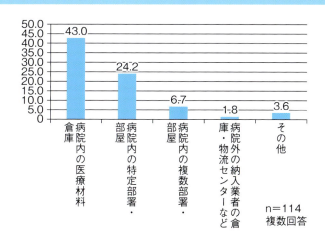

図3　備蓄在庫の保管場所（医療材料）

し、顧客病院に提供するなど、医療現場と直結した業者が何らかの形で3日以内に不足分を補充している。院内倉庫型のSPD事業者の見解も、「メーカーの工場・物流センターの被災、交通手段が確保できないなどの場合を除けば、災害が起きても3日以内に補充は可能であるので、院内在庫は3日分あればよいのではないか」というものである。

（備蓄在庫の保管場所）

病院内の医療材料倉庫に保管して施設が43％であるが、特定の部署・部屋に保管しているケースも約25％あり、必ずしも医療材料を倉庫に保管するとは限られていない（図3）。

（行政の補助）

備蓄在庫購入に関わる行政からの補助は165件中、補助ありが17.0％（28件）、備蓄在庫の購入費用負担（重複回答）においては、病院が88.2％と圧倒的に病院の自己負担が多く、都道府県が21.8％である（図4、5）。

（備蓄在庫品目の選定）

大規模災害時の医薬品等供給マニュアル（「イザイ」No.17参照）など、国・都道府県の指示・ガイドラインに基づき、備蓄品目を選定しているケースは約20％と低く、病院が独自に決めている場合が約74〜80％である（図6）。

5章 備蓄在庫と災害時対策　　備蓄在庫調査アンケート－災害時対策の提案－

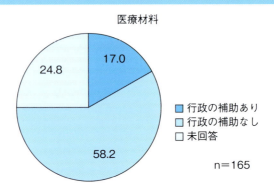

図4　行政からの補助の有無

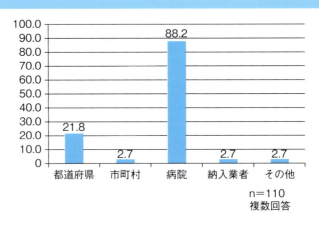

図5　備蓄在庫の購入費用負担（医療材料）

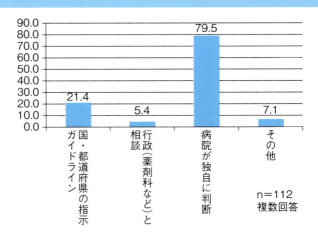

図6　備蓄品目の選定方法（医療材料）

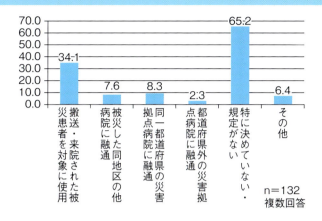

図7 備蓄在庫の使用ルール

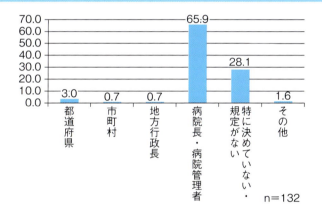

図8 備蓄在庫の使用許可権限

（備蓄在庫の使用ルールと使用権限）

　備蓄在庫の使用ルールについては、複数回答132件の内65.2％が特に決めていない、34.1％が搬送・来院された被災患者を対象に使用、となっている。

　備蓄在庫の使用許可権限は、病院長・病院管理者65.9％、特に決めていない・規定がないが28.1％と医療現場の責任者の自由裁量に委ねる形となっている（図7、8）。

　東京女子医大・中島先生に分析・発表いただくテーマの一つである、3.11東日本大震災に関する「医療材料の持参・供給（複数回答）したか」の設問に対し、備蓄在庫からが約30％強、日常在庫からが約80％、新たに購入が約20％であった。

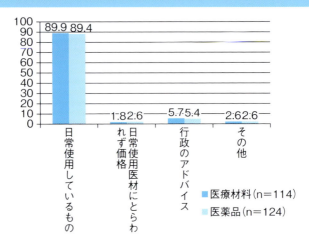

図9　メーカー・種類の選定方法

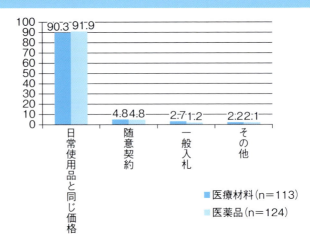

図10　備蓄品目の購入価格決定方法

（メーカー・種類の選定方法）（備蓄品目の購入価格決定方法）

　備蓄在庫のメーカー・種類の選定は、日常使用しているものが約90％、行政のアドバイス（行政が備蓄を希望するもの）が約6％である。

　備蓄在庫購入価格は、日常購入している価格で購入・手配しているケースが90％以上である（図9、10）。

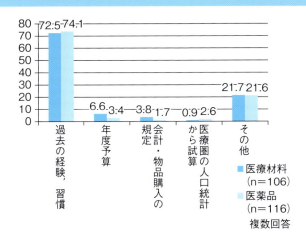

図11　備蓄在庫の規模決定法

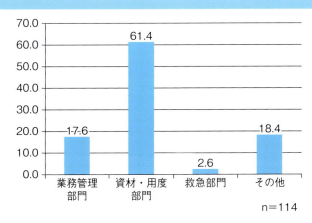

図12　備蓄在庫の管理部署（医療材料）

（備蓄在庫の規模決定法）（備蓄在庫の管理部署）

　過去の経験・慣例により、備蓄在庫の規模が決定されている（72.5％）。東日本大震災の経験を踏まえると、今後、どのような規模・内容に修正されるのか興味深い。

　管理部署は、必ずしも日常の医療材料を取り扱う資材・用度部門（61.4％）に限らず、残りの約40％が業務管理部門、総務課、その他であった。滅菌切れの管理、日常在庫への転用などが円滑に行われているのか確認したいところである（図11、12）。

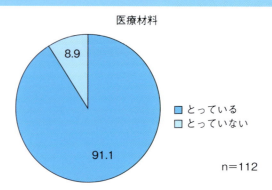

図 13　滅菌切れ・期限切れ防止策

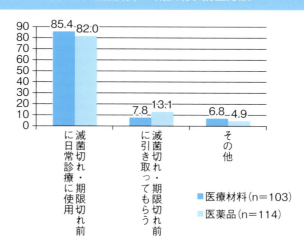

図 14　滅菌切れ・期限切れ防止方法

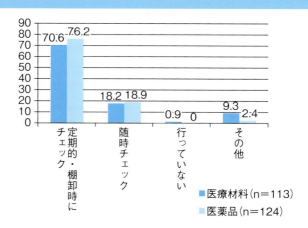

図 15　備蓄在庫の品質・期限管理

（滅菌切れ・期限切れの防止）

　滅菌切れ前に、日常診療に使用するが約85％。また、定期的・随時、期限切れをチェックが約90％である。滅菌切れで破棄しているが「ほとんどない」との結果となっているが、SPD業務を行っている立場からすると、若干の感覚的なズレを感じる（図13、14、15）。

　滅菌切れ・期限切れ防止策をとっていないは、8件7.1％（有効回答112件）と少ないが、回答していない病院では、過半数以上に上ると推測される。

（回答結果の概括）

　備蓄在庫を保有する災害拠点病院のイメージは、概ねつぎの通りである。

　「独自に過去の経験・慣例で備蓄在庫規模、物品を選定、自己負担で備蓄在庫を購入、日常在庫と一緒に保管し、滅菌切れの前に日常診療に使用するなど滅菌切れの防止策を実施している。備蓄在庫の使用権限は病院長・病院管理者が握っているが、特にどのようなケースに使用するかは決めておらず、医療現場の責任者に委ねている」

　一方、ネガティブな側面をみると、以下の点が挙げられる。

　「都道府県の備蓄在庫購入補助は17％と低く、行政の関心が薄いと思われ、また備蓄在庫を保有していない施設が約3割を占める。回答率から推測すると、災害拠点病院のうち過半数以上が実際に保有していないのでないか。使用ルールを決めていないなど、形として備蓄在庫をもっているのが実態といえようか」

3）備蓄在庫のあるべき姿の検討

　地震、火災、津波、台風、洪水などの災害は大都市圏の地震、市街地の火災、山間部の土砂崩れ、沿岸地域の津波など局地的、広域的に発生し、阪神淡路型震災、中信越型震災、東日本型震災により対応方法が異なり、必要とされる医療材料、医薬品が異なることが、今回の東日本大震災で再認識された。

（供給側の対応）

　過去の阪神淡路・中信越地震の経験からSPD事業者、医療機器販売業、在宅医療ガス供給業者の一部では、緊急対応マニュアルも整備していたお蔭で、東日本大震災においては、SPD事業者等が独自のチャネルをフル活用して製品を確保するなど臨機応変な対応ができた。

さらに進化したBCP（事業継続計画）を期待する一方で、主要メーカーでは、工場・物流センターが被災した場合を想定して、生産・物流拠点の分散を図り、医薬品卸では物流センターを2～3拠点設置するなどBCPは着実に進んでいる。

（災害拠点病院等の対応）

今回の震災においては、災害拠点病院の備蓄在庫にとらわれることなく、公的病院グループ、民間グループ病院、大学系列病院などがグループ内で医療材料、医薬品の確保・供給支援を行っていた。

（ブロック別備蓄在庫管理センターの設置）

備蓄在庫を搬送された被災患者に使用するのみであれば、宝の持ち腐れになる。自院、地域、都道府県の枠を超え、広く被災地等で有効に活用されることが望まれる。

そのためには、すでに「イザイ」No.17、68ページで提言した通り、ブロック別備蓄在庫管理センターの設置を提言したい。

①北海道、東北、関東、北陸・甲信越、中京、近畿、中国、四国、九州・沖縄に核となる　備蓄在庫管理センターを基幹災害拠点病院に設置し、広域ネットワークを構築し、常時、管内の医薬品・医療材料を把握する。
②全国10カ所の備蓄管理センターでは、同様に全国ネットワークを構築し、災害発生時には、連携して必要とされる材料を被災地に一括輸送する。
③各備蓄管理センターは管内に所在する医薬品・医療材料・医療機器の製造工場、物流センターと定期的に情報を交換し、流通在庫などを把握する。

メリットとしては、災害拠点病院間の重複在庫を防止し、各病院の期限切れなどの備蓄在庫の管理から解放すれば、医療材料の無駄が省ける。

10カ所の備蓄管理センターの在庫の入れ替え、転用などの在庫管理業務をSPD事業者、あるいは医療機器販売業者に委託すれば、毎年の備蓄在庫の購入費用は不要になり、わずかな業務委託費で済むと思われる。

問題は、輸送経路・手段を確保できるかどうかであろう。道路の寸断、ガソリン不足など他要因に起因する問題や通信手段の確保が前提としてあるが、この点は、行政や専門組織などに依存するしかない。

（情報の集中・一元化）

　東日本大震災においては、石巻赤十字病院が起点となり、各種の被害調査、行政との折衝を自主的に行うなど、災害医療の最前線での貢献は称賛に値するものであった。しかし、石巻赤十字病院の医療団の責任感等に依存していた面が強く、システムとして対応したとは言い難い。

　支援部隊を派遣してもどこにいけばよいのか、どのように他部隊と連係するのか、医療材料・医薬品の支援物品はどこに送り、だれが、保管・管理・仕分け・配分していくのか。医療材料は使用する医師、看護師がいる医療機関に備えれば事足りるわけだが、医薬品は、避難所などには再送する必要がある。

　一方で、DMAT、日赤などの支援部隊がすぐに現地に飛び出し、中には診療カバン一つで駆けつける医師もいる。システムとして統制が取れず、今後の医療材料・医薬品供給についても、情報の集中・一元化を図り、指揮命令系統を確立することが大前提となる。

　そのためには、行政とDMATが共同して統合本部を設置し、中心的役割を果たすことが望まれる。

　また、DMATが現地に赴いたときに、医療材料が整っていることが望まれ、その役割をSPDや卸業者が担うことが求められよう。

（必要とされる医療材料・備蓄）

　アンケート調査によると支援部隊は、派遣された時期および地域によるが、持参医材、医薬品を十分に使ったとの回答がある反面で、「すでに多くの資機材があったため、持参医材を置いてきた」という回答も多くある。

　避難所などでは、医薬品の供給がだぶついていたところもあったようだ。医薬品は山のように在庫・品目があるが、人手不足で品目の仕分けができない、薬剤師が不足しているなど、必要な人のところに、必要な医薬品が届かなかったという現象があった。送る側は、漫然とこんなものがいるだろうと送り、受け取る側は、受入、保管、仕分け、配送に汲々としていたのだ。

　DMAT標準医療資機材（赤パック、黄パック、緑パック）を多くのDMATが持参し、外傷系、重篤な緊急患者は被災現場あるいは避難所で一次治療が行われる。被災を免れ、機能している被災地の病院および後方の災害拠点病院などに移送されると仮定すると、当初の1～3日間は、日常在庫、通常在庫を使用している間に、補充医材が供給されればよいのではないかとの考え方に行き着く。

以上、ブロック別備蓄在庫管理センターの設置など備蓄在庫のあるべき姿の理想型などを述べてきたが、実現性は乏しいと言わざるを得ないだろう。しかしながら、県レベルで、行政を含め災害拠点病院と医療機器販売業者・SPD事業者が連携できる体制を構築する努力を惜しまないこと、医療機関においては、系列病院、グループ病院などからの支援など個別の対応策を講じておくことなどが望まれる。

また、すべての災害に対する備えとして、どのような種類の医療材料をどのくらい備蓄しておけばよいのかなど、推薦備蓄リストを作成・提案することは困難である。少なくとも備蓄在庫については、つぎの3点を念頭に考える必要があろう。

①即時、使用できる材料、材料セット、糸付き針、輸液セット、など。
②標準サイズを中心にする。
③共通標準コードの活用。品名のみでは、必要とされる材料が的確に同定できないため、JAN、GTIN-14を共通コードとして使用する。

まとめ

近年、SPDが果たす役割は、重要になってきた。特に病院経営が厳しくなったことで、合理化、効率化が進められ、病院の特性によっては、院内で対応するより外注化するほうがよい業務が明確になってきた。その中で喫緊の課題の一つとして、医療材料管理、在庫管理が挙げられている。

今回は、震災時対応の備蓄在庫に関するアンケート調査を行った。その結果、浮き彫りにされたのは、医薬品と異なり、医療材料に関しては明確な担当者が決まっておらず、システムも機能している施設が少ないことであった。それだけに、SPDが協力できることは多いと考えている。各病院が、備蓄在庫管理の検討と同時に、病院全体の業務改善検討を行っていただきたい。そしてそのときには、ぜひSPDに声をかけていただきたいと考えている。

（「イザイ」誌. No.19より再掲）

第Ⅲ編

SPDの実際と
将来像

1章 SPD実施病院事例と標準コードの活用

（1）先進事例から学ぶ
－京都第二赤十字病院の場合－

■ はじめに

　"SPDの実施病院"という紹介をするにあたって、最初に記載しておきたいことがある。SPDという用語の定義の問題である。一般的に世間で言われているSPDは外部委託業務としてとらえられることが多い。しかし、当院では一切外部委託は実施していない。決して院内で完結していることを自慢するわけではなく、本書に原稿を書くことで読者に誤解を与えたくないという意図で、当院が院内完結型物流管理を行っていることを最初に記載しておきたい。

　外部委託にもさまざまなレベルが存在し、完全にすべてを委託するものから、価格交渉権をあくまで病院側が掌握し、いわゆるlogisticsの部分だけを委託するものまでいろいろある。この章のテーマである標準コードの活用にあたっても、施設によりさまざまな形態があることを最初に述べ、稿を進めていきたい。

■ 1）物流システム運用の工夫

　医療機関で医療材料物流の管理を行うことは容易なことではなく、精緻で精確な管理が望まれる。そこで、まず行うべき工夫がマスタの整備である。病院で使用される医療材料は確かに点数も多く、多岐にわたる。しかしながら高額商品のほとんどは利用目的が明確である。比較的高額な医療材料では、一つ一つに、その材料がどこの診療科で使用されるのかは、おおよそ決定で

きる。モノによっては、術式や手技の予測も可能である。こうして得られた"主たる使用診療科"や"使用する手技／手術名"をマスタ内にフラグとして立てておけば、"手術室単位"での情報しか得られなかったものが、"外科系診療科ごと"あるいは"手技ごと"の管理が可能になる。当院のデータでもこのようなマスタ整備を行う前では、診療科ごとの消費として計上できない、按分せざるを得ない医療材料の割合が 50％ 近くであった。それが、マスタ整備を行ったのちには、按分材料比率が 30％ を切る程度となった。さらにこのような診療科特定ができない材料は多くが共用材料、すなわち麻酔関連材料や看護関連材料であり、診療科ごと、術式ごとのデータ検証の精度は向上したと言える。

2）管理に必要なアイテム

さて、物流システムのマスタを整備したとしても、もう一つの大きな問題がある。実質消費の精確なデータ取得である。患者の生命を守るための医療行為を行うにあたっては、保険償還を受けられる材料のみで完結できないことが多々ある。時には破棄損失もやむを得ず生ずることがある。病院では当たり前の話であるが、保険収入と実質消費とは合致しないのである。また物流システムにおいては、現場への配置、搬送のデータは残っているものの、精確な消費となると、現場でのデータ入力が不可欠である。

当院では、院内で運用するためのインストアコードをすべての医療材料に対して、管理単位で貼付している。そして、使用実績の読み込みは、すべて看護師を中心とする職員によるバーコード読み込みで管理している。読み込みを確実にするためには、何らかの ICT 技術の手助けを要する。"入力"と簡単に記載したが、精確なデータ入力を行うには、工夫が必須であり、商品に貼付された GS1 コード（Global Standard -I：旧 EAN128 コード）を読み込む、あるいは物流システムから振り出されたコードの読み込みなどのデータを保管する仕組みが必要である。今や制度の高い手術室の物流管理には ICT がなくては始まらないのが実情である。

当院では早くからこの必要性に着目し 2006 年に導入した手術室システムにおいて（図 1，2）、使用した医療材料や薬品をバーコードを読み込むことによってデータ取得が可能なものを開発し、運用に供している。当時はそのような仕組みが入ったシステムは存在せず、一から新規開発を行った。このシステムも 2015 年 9 月にリニューアルし、バーコード読み込みにおけ

図1　手術室業務支援システム

A：携帯情報端末では入力できない情報を入力する場合や、他の手術室での手術情況を確認する場合に使用するため、各部屋にノート型端末が設置されている。
B：医療材料に貼付されたバーコードを読み込む事で使用した材料の実施入力が可能。薬剤の場合も同様の運用である。

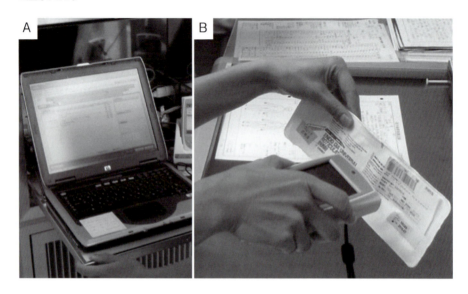

る二次元バーコード対応、薬品においては薬品自体に貼付された調剤単位のバーコードを読み取る仕組みへの対応、タブレット使用などを盛り込んだ新しいものが稼働している。

　精確な消費データは、現場からしか得られないという認識をしっかり持つことこそ大切で、その担い手はアウトソースであれ、職員であれ、どちらでもかまわないのだろう。大切なことは、現場での医療材料消費入力を、効率的に行うこと、そして何よりも入力する人の手間や業務そのものの煩雑さに対する配慮である。このような部分に人件費というコストを掛けることは無駄と考える向きがあるが、実はその"人件費が無駄である"という計算をしている人間こそが病院にとって最大の無駄であることを理解して欲しいものである。

3）経営層との連携を模索する：OPM活動

　当院では2008年から医療材料購入最適化プロジェクト（OPMプロジェ

図2 新しい手術業務支援システム

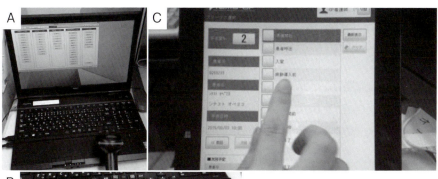
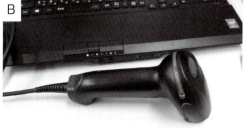

A,B：GS1対応のため二次元リーダを展開している。
C：手術室看護支援システムでのタブレット端末
　手術室のようにある一定の長時間同じ場所で、同じ職員が仕事をする空間ではメリットが大きい。（ベネスト社製）

クト；Optimization for purchase of Medical materials Project）を推進してきた。このプロジェクトは、院内の医療材料の標準化を推進し、病院側が価格交渉を優位にできるような状況を形成し、継続的に医療材料の購入を最適化するものである。細かな手法はここで述べることは避けるが、当院で使用されている医療材料の特性を把握し、臨床医と連携を強化し、商品のシェアコントロールを病院側で行い、価格交渉の主導権を病院が保持する仕組みである。こうした取り組みが可能になったのも、精確なデータ集積ができているからであり、そのためには標準化コードを利用した精緻なデータ管理が不可欠である。今まで院内在庫の定数削減や、一般衛生材料の標準化、心電図モニタの電極などの一般汎用医療材料の標準化、輸液ラインの標準化などに取り組んできた。

　手法は大きく二つに分けることができる。一つは、対ディーラー施策である。材料の流通段階で多数のディーラーが関与している場合、取扱い商品をある程度集約し、標準化してディーラーシフトを行う手法である。もう一つは、高額医療材料で行う手法で、メーカーシフトである。多くの同種同効品が採用されている場合、できる限り集約して、単品ごとの使用数を上げ、そ

れに応じて価格逓減を誘る手法である。

このプロジェクトにおいて最も重要な点は診療側、すなわち医師や看護師との連携である。多くの病院では価格交渉は事務サイドに一任されている場合が多い。しかしながら、病院側に交渉のイニシアチブを持とうと思うのであれば、病院全体が一丸となる必要がある。いくら優秀な用度職員がいたとしても、医師がどうしてもこの商品しかダメだというような、決め打ちをしてしまえば、価格交渉などできない。医師も看護師も思いを一つにして取り組まなければ成功しない。診療サイドは流通や価格の実情をしっかり把握して議論を行う。事務サイドは臨床側の意向とこだわりをしっかりと把握して、交渉を行うべき対象群の選定を行う。この作業が統一感をもって進捗しなければ成功は覚束ない。

当院では、手術室領域において針付縫合糸の一斉変更をこのプロジェクト主導で行った。針付縫合糸の採用メーカーを変更し、それによる価格削減メリットは年間で1,600万円を超えた。この変更がスムーズに進行したのはやはり外科系医師の協力であった。キットと同様、優秀な外科系医師であれば糸はえらばないはずであるという意識をもって、医師主導で推進した結果である。その後、心臓インターベンション領域のバルーンカテーテルの標準化、ペースメーカーの標準化などを行い、5年間の累計では、OPM プロジェクトで得られた利益は1億8,000万円に上る。累計の数字であるため、この功績が大きいかどうかは判断しがたいが、このプロジェクトを開始したことで、院内はもちろん、院外にも当院のコスト意識の高さが浸透し、継続的に取り組みが行われていることは注目に値する。すなわち、単発の利益額だけで功績を測るのではなく、継続することで永続的な利益が得られることが、この仕組みの優位性と言えよう。確かに、医業収入が年間200億円に迫る当院において5年間累計の削減額としては大きいとは言えない。しかし何も行わなければ、累積的に無駄が蓄積してゆく訳で、その功績は慎重に判断されるべきであろう。

4）薬品管理における標準化コードの利用

薬剤の管理に関してもデータ粒度の高い管理を心がけてきた。いつ、だれが、だれに、どこで、なぜ、なにを、どのくらい、どのようにしてのすべて、いわゆる6W1Hに関してすべてのデータを管理してきた。しかしながら、注射・点滴の認証に際しては、院内、システム独自のバーコードを付番、貼

図3　GS1コードを利用した薬品管理

A：二次元バーコード対応据え置き型バーコードリーダ
B：アンプルに貼付されたGS1コード
　薬剤部のミキシングルームならびに病棟における混注において、すべての薬品のGS1コードを読み込み、医師のオーダーと認証を行っている

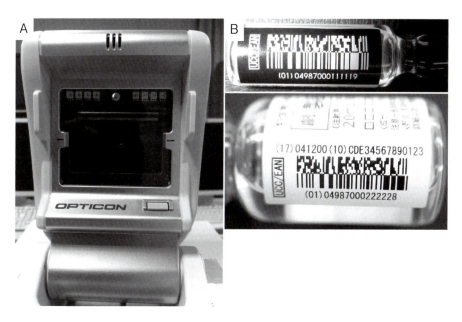

付して管理をしてきた。2004年からこのような取り組みをしているが、当時は製剤単位、使用単位ではバーコードは貼付されておらず、独自バーコードで管理する形をとっていた。注射・点滴行為に関しては、薬剤の内容だけが大切なわけではなく、点滴のルート、速度、開始時間、投与予定所要時間など、多くのデータを管理、認証する必要があり、その目的においては、独自バーコードが非常に有用であった。しかしながら、点滴の輸液ボトルに、薬剤のアンプルを溶解する、いわゆる混注という行為においては、製剤バーコード仕様の有用性は明らかであり、実運用を目指してきた。そして2011年11月に電子カルテシステムのリプレースに際して、いよいよ製剤に貼付されたバーコードを用いた運用を実現できるシステムに改変した。これに際しては、NECのエンジニアのみなさまに多大なるご尽力をいただいた（図3）。

　さて、実際の運用であるが、混注の際に、該当患者画面を選択すると、混注すべき薬剤の内容が表示され、それに引き続いてアンプルやボトルについ

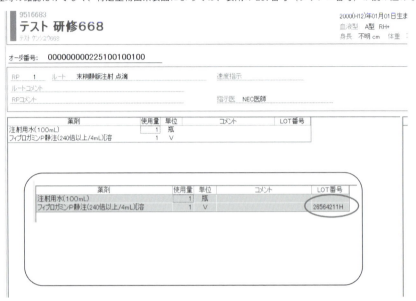

図4 GS1コード読み込み画面

混注時の確認だけでなく、特定生物由来製品によっては、製剤のLot番号（シリアル番号）が読み込める

ているバーコードで読込み確認を行う。もちろんこれは病棟だけの行為ではなく、薬剤部内のミキシングルームでも同様の認証を行って、間違いのない混注を実現している。特に、特定生物由来材料に関しては、ロット番号も同時に記録される（図4）。

5）薬剤バーコード認証における問題点

しかしながら、こうした新しい取り組みは、やはりやってみないと分からない問題が多い。今回アンプルに関しては、ある一つの薬剤のみの読み込みが不良であった。これに関してはバーコードリーダの読み込み時間を設定し直すことで改善できた。貼付されたバーコードだけでなく、バーコードリーダの設定もしっかりと把握しておかなければならない事を今回学ぶことになった。

一方、ボトルの読み込みに関しては、大きな問題が出現した。白地の紙に黒字でバーコードが印刷されているもの、そして、背景に白地を配して、黒インクでバーコードが印刷されているものは、非常に読み取りがしやすく問

題はなかった。しかし、ボトルに直接単色印字されているものは、背景が薬液の液面になるため、曝射時や読み取り時に反射がおこり、非常に読みにくかった。さらに、背景とバーコード印字が同色のものは絶望的に読みにくい状況となり、現場には多大な迷惑を掛ける形になった。しかし、現場というのは大したもので、ボトルの後ろに白い紙をあてて読み込むことで、読み込み精度が上がる事を発見してくれた。それ以降、白い紙を後ろに当てて読み込みを行っている。

　しかしながら、実運用を行う病院としては、ソースマーキングされているものの中に、ここまで読みにくいものが紛れているのは想定外であった。さっそく、透明ボトルに直接印字されているある一つのメーカーに対してお願いをし、2013年後半のロットからは改善してくれることを約束していただいた。しかしながら、このような直接印字をされているのは一社だけではなく、改善に前向きになっていただけないメーカーも存在するのは残念である。とはいえ、こういった状況の背景には、国全体が推し進めるジェネリック化がある。特に、輸液製剤は価格競争にさらされる結果となっており、バーコード印字にコストを掛けられないという事情が背景として存在する。一方的に、メーカーサイドを責めるわけにはいかないのも事実である。

おわりに

　当院での標準化コードを使用した管理の実際を述べた。一昔前の病院独自コードから、世界標準のコードの運用ができるようになってきた。医療材料、医療機器メーカー、ならびに製薬会社の努力によって、製品に直接貼付されているものが普通に流通するようになったメリットは非常に大きい。医療材料や医薬品は海外製品も多く、やはり国際的な標準コードを利用しなければ、病院サイドで異なる管理が必要になるため、標準化がこれからもどんどん進んで行くことを期待したい。

（田中聖人）

第Ⅲ編　SPDの実際と将来像

（2）『育成』と『継続』の相関関係
－聖隷が資材の直営を続ける理由－

はじめに

　聖隷福祉事業団は地域に根ざし、医療・保健・介護・福祉の各事業を複合的に展開する社会福祉法人である。詳細は事業団のホームページをご覧頂きたい（http://www.seirei.or.jp/hq/）。

　その中で病院事業は千葉・神奈川・静岡・兵庫の各県で9施設（関連法人を含む）を運営している。各施設の概要はホームページでご確認頂きたい。

- 聖隷三方原病院（略称：三方原）…高度急性期（静岡県浜松市北区・直営）
- 聖隷浜松病院（浜松）…高度急性期（静岡県浜松市中区・直営）
- 聖隷淡路病院（淡路）…地域基幹病院（兵庫県淡路市北部・直営）
- 聖隷横浜病院（横浜）…中規模急性期（神奈川県横浜市保土ヶ谷区・直営）
- 聖隷佐倉市民病院（佐倉）…中規模急性期（千葉県佐倉市・直営）
- 浜松市リハビリテーション病院（浜リハ）…回復期（静岡県浜松市中区・指定管理）
- 袋井市立聖隷袋井市民病院（袋井）…回復期（静岡県袋井市・指定管理）
- 聖隷沼津病院（沼津）…中規模急性期（静岡県沼津市・関連法人）
- 聖隷富士病院（富士）…小規模急性期（静岡県富士市・関連法人）

　聖隷の各病院は事業規模や地域で担う役割がさまざまであるが、施設間の連携と組織力を強化し、質の向上と標準化を図るため、病院事務長会の下に各部門長会が組織されている。筆者は資材課長会にオブザーバーとして参加し、資材業務に対する指導・助言を行う立場にある。

　本稿では、聖隷の資材管理に対する考え方を紹介しながら、職員による直営を続ける理由について触れたい。

1）職員配置

①資材職員の適正配置

　人件費は病院費用の中で最大の割合を占める。資材業務への人員配置＝費用・物流のコントロールにどれだけ投資するか、に配慮することは必須である。

　資材職員（手術室事務含む）1人が担う年間購入額を算出すると、大規模急性期＝3億円、中規模急性期＝2億円、小規模または回復期＝1億円がベースとなっている。これは大規模急性期ほど扱う診療材料が高額であるのに対し、小規模または回復期においては金額の多少にかかわらず、一つの病院として必要な人員は配置すべきであるということである。同じ人員・業務時間で年間購入額が増加すれば、資材の組織力が上がっている裏付けとなる。

　また、【（1日平均入院患者＋外来患者÷2）÷資材職員】を算出することにより、患者数に対する必要人員の目安がわかる。患者数を指標にするのは病院ごとに提供する医療の内容が異なるためで、取引額よりも患者数に対する必要人員を算出するほうが、より実態に近づくと考えるからである。聖隷における急性期病院の平均値は117である。この指数を大きく下回る場合は、資材業務・人員の見直しはもちろん、受入患者数の増加につなげる方策の検討が必要であると考えられる。

②手術室事務の適正配置

　急性期病院では、手術室のパフォーマンスが病院経営に大きく影響する。手術室事務は、手術室物品の在庫管理だけでなく、手術予定の管理や術後記録のチェックなど、効率的な手術室運営と、医師・看護師の間接業務削減を事務の立場からサポートする役割を担う。

　手術室事務1人当たりの年間手術件数を算出してみると、聖隷においては2,000件が一つの目安であることがわかる。浜松と三方原では、1日の手術件数＝密度に差があるため、浜松にはより手厚い人員配置が必要ということである。

　沼津・富士においては、医師・看護師の間接業務軽減や適材適所を意識した看護師配置の視点で、手術室事務の導入を検討する時期ではないかということが読み取れる。

第Ⅲ編　SPDの実際と将来像

2）在庫管理

①在庫管理のポイント

在庫管理の要は、病院の血液であるモノがいかにスムーズに流れるかということである。季節・長期休暇・医師の異動などにより、必要となる材料の種類・量はつねに変化する。また、現場からの臨時請求やメーカー欠品が発生した場合、正確な納期確認や欠品期間中の代替品選定などの対応が必要となる。

また、資材職員の努力だけでは病院全体の在庫管理を適正に行うことができない。定数表のメンテナンス・消費期限切れチェック・棚卸方法の共有など、現場の物品管理担当者との協力関係が大切である。たとえ1年目であっても、在庫管理のプロとして指導的役割を担う意識と関わりが必要となる場面もある。

聖隷では、在庫管理を単にモノを回すだけの「作業」とは考えない。日々の発注・払出・検品・入荷登録で物品に対する知識を蓄積し、適正在庫量の変化やいつもと違うことに対する感度・対処能力を高め、現場との協力関係を構築できるコミュニケーション力を養うことができる「仕事」であると考えている。

②横浜の事例

横浜では中央倉庫の印刷物管理において、在庫切れに気付かずに欠品するなど問題が頻発した時期があった。これを解消するための工夫として、写真のようなパウチシートを利用した在庫管理を導入した（写真）。手順は以下の通りである。

①資材職員が印刷物ごとにシートを作成し、発注点に差し込む。
②発注点まで消化した時点でピッキングした現場職員が、資材職員へシートを渡す。
③資材職員はシートに記載された業者発注または院内印刷を行う。
④資材職員は補充の時に、シートを発注点に差し込む。

この運用により以下のような効果が得られた。

・欠品がゼロになった。
・日常の残数確認業務が不要になった。
・現場職員が印刷物管理に関心を持つようになった。
・担当者不在の場合でも迅速な対応が可能になった。

強調したいのは、この運用を構築したのが2年目の資材職員であったということである。若いうちに日常業務の中にある問題に気付き、改善を考え、実践し、成果を得るというPDCAサイクルの成功体験をした職員は、資材課在籍時だけでなく他部署への異動後でも、さまざまな事例への対応力が強化されているのである。

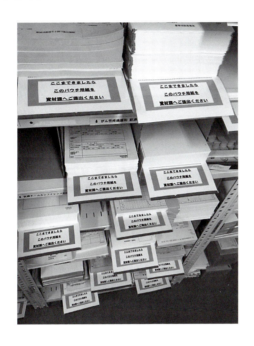

3）購入管理

①購入管理のポイント

　購入管理を全面的に委託している病院はほとんど存在しないであろう。ここでは聖隷の資材職員がつねに意識している「購入の価値分析：6項目」とそれを活かした浜松の事例を紹介したい。

①必要性【それがなければどのような障害が生じるか】
②効用性【その物を利用した時、作業がどの程度効率化するか】
③使用の満足度【使い勝手の良さはどの程度か】
④原価と価値の関連性【費用対効果の観点から生産性を吟味】
⑤廉価性【同機能の他の機種よりもどの程度安いか】
⑥標準化【院内の他の関連機種との整合性は十分か】

②浜松の事例

　新棟建築に伴う手術室移転により、手術室が 12 室⇒ 15 室に増加するのに伴い、目標手術件数を 10,000 件⇒ 15,000 件に設定した。また、センターサプライ方式から中央ホール形式に変更することで、急変時の対応をより迅速に行うことができるようになり、安全性が向上した。一方、導線の延長や清潔・不潔の交差などの問題が発生し、看護師の大幅な増員が必要となる見込みであった。

　ここで注目したのは、従来看護師の業務であった手術材料のピッキングである。広いセンターサプライに散在する物品を正確にピッキングするためには、専門知識を持つ専任看護師である必要があった。6 名分の看護師人件費に対し、① 6 人工の SPD 化、② HOGY 手術管理システムの導入の 2 案が提起され、これまでの運用をゼロベースで見直し、検討を重ねた結果、HOGY 手術管理システムの導入を決定した。

　このシステムの目玉はデジタルピッキングシステム（DPS）である。タブレット PC で手術患者を選択すると、手術で使用する材料の保管場所ランプが点灯し、必要数がデジタル表示される。だれでも速く正確に作業できることから、看護助手に業務を移管し、看護師 6 名を患者へ直接関わる業務に従事させることが可能となった。また、タブレット PC の活用により手術準備～術後記録にわたる看護師の手書き業務の省力化とペーパーレス化が実現した。

　さらに、特定保険材料の使用実績を医事システムに直接取り込むことによる算定漏れ防止、手術材料使用実績の大部分がシステム上で患者個人に紐付けできることによる術式別原価計算の効率化・精緻化などにもつながった。

　加えて、術後の不潔器材を中央材料室まで搬送する動線が長くなることへの対応として、3 人工の搬送業務を SPD に委託し、500 万円／年の費用削減につなげている。

　この事例では、資材職員や手術室事務がそれまでに培った購入の価値分析や在庫管理のスキルを存分に活用し、導入検討や運用構築に大きく貢献している。ピッキング業務の外注化では人件費の削減効果のみに留まったであろう。

　資材の基礎となる業務を外部に任せたが故に知識・経験が不足した職員や、業務が限定され病院の内部事情に精通しない SPD 事業者に、ここまで拡がりのある提案や運用調整が可能なのか、疑問を感じるところである。

4）予算管理

①予算管理のポイント

　予算とは、病院の年間計画・目標を数値化したもので、収入は利用者に対し、どのような医療を提供したいのか、費用は目標達成のためにどれだけの投資をするのかを「見える化」することである。

　収入－費用＝利益となるが、あらゆる事業体は必ず利益を計上し続けなければならない。株式会社は株価の上昇や配当金によって株主に利益を還元する。それに対して社会福祉法人は、人員や設備に投資することにより、組織の価値と信頼を高め、長期安定的な運営につなげることで、利用者に利益を還元する責務がある。

②小さな経営者

　資材職員は予算管理において、以下のようなステップでの実践が求められる。

①勘定科目や使用部署が正しく判別できる（なにをどこに使ったか）
②担当科目の予算と消費額をつねに把握している（いくらまで使えるか）
③予算超過の原因が説明できる（どうして使い過ぎたのか）
④予算超過の原因への対策を立案し実行できる（どうしたら予算内に収まるか）

　すべての勘定科目で予算達成すれば必ず利益が生まれる。だからこそ、各勘定科目の担当者は全力で予算達成に向けた努力をするべきである。そのためには現状とニーズを把握した上で、勝算のある事案に投資し、結果を分析・評価し、新たな投資につなげなければならない。必要なのは、今の立場・職位よりも少し高い位置から広い視野で状況を俯瞰する意識と、経営管理的思考を持って取り組む姿勢である。

　事業規模にもよるが、急性期病院では医業収入に対して15％前後の費用が資材関連である。日々の業務の積み重ねが病院経営の成否に直結する仕事をしているのである。資材職員一人一人がまさに「小さな経営者」と言えるであろう。

③適正利益を重視

　診療報酬が2年に1度改定されるたびに、全国の医療機関・卸業者・メーカーがその対応に苦慮している。聖隷では直近1年間の購入実績に対する【特

定保険材料の率スライド＋診療材料全体での額スライド】を改定交渉の目標としている。これまで目標に到達しなかった施設は皆無である。

特定保険材料では、改定前後の償還価に対して、納入価の原価率を変動させない交渉を第一としている。ただし、これだけでは改定前の差益を確保できないため、一部の保険外材料についても価格交渉や製品変更を行い、特定保険材料の差益差額を補填している。ここでのポイントは「あえて差益を出し過ぎない」ことである。

先述の通り、安定的な病院経営のためには継続的な利益の確保が不可欠である。特定保険材料の原価率を一定にすることで、卸業者やメーカーへの目標値を明確にしていることが長期にわたり改定交渉に成功している一つの要因であると思われる。SPD やコンサルの導入で大幅なコスト削減が実現された時のインパクトは大きいが、その反動で継続性の担保が難しくなるのではないかと考えている。

保険診療では、医療者が提供するサービスの対価を自ら決定することはできない。それ故、適正在庫と同様に「丁度よい利益」を確保し続けることを重視するのである。

◤ 5）標準コード

①標準コードの活用

医薬品においては、GS1-DataBar や GS1-128 といったバーコードがあらゆる製品に貼付され、薬剤部門の購入や消費期限の管理に有効活用されている。これに対して資材職員が管理する物品は多岐にわたり、バーコード化されていない製品も数多く取り扱っている。このため一部利用はできても、業務全体を管理するためには独自コードに頼らざるを得ない状況である。

②保険医療材料のコード活用

レセプト電算処理が普及したことにより、厚生労働省が定めた統一コードの活用も一般的となってきた。聖隷の物流システムでは、物品マスタに厚労省コードと保険請求システムの医事コードを登録することにより、日々の費用管理だけでなく、購入数と保険請求数の突合による請求漏れ防止チェックや診療報酬改定の対応などに役立てているが、どこの施設でも標準的な業務として行われているのではないかと思う。

③物流システムのマスタ管理

　物流システムは、資材業務全般に関わる重要なツールである。システムの精度が業務の質に直結するといっても過言ではない。標準コードの利用を検討する前に、日々利用している物流システムの各種マスタが利用目的に沿った形で登録されているかをスタッフ全員で点検することをお勧めしたい。つぎのようなマスタ管理を徹底すべきである。

- 入力方法の標準化：適正な情報管理のため（全員がルールに沿って登録）
- 勘定科目や使用職場は厳格に判断：適正な予算管理のため（迷ったら確認）
- 特定保険医療材料の定価＝償還価：病院の原価率（メーカー希望小売価格は×）
- 他のシステムとの連携：病院全体での活用（保険請求チェックや原価計算）
- 管理項目の精査：質の高い分析のために必要な情報（償還分類・メーカーなど）

④物流システムにおける浜リハの事例

　浜リハでは新築移転に伴い、中央倉庫のレイアウトを全面的に見直すことになった。物品マスタには倉庫の保管場所を登録する項目（棚・段・段内）があり、従来は棚番号までの情報のみ登録していた。

　資材職員で協議し、新しい倉庫では段内番号までシステム登録して運用することを決定した。最初の棚情報登録に数日を要したが、中央倉庫の配置とシステム内の情報が完全一致し、出庫指示表や棚卸表が配置順に表示されるようになった結果、モノを探す手間が省け、日々の払出業務や実地棚卸にかかる時間が大幅に短縮された。同時に動線がスムーズになるように棚の配置を工夫し、倉庫の入口に近い方から各職場行き－印刷－消耗品・事務用品－診療材料の順に並べることにより、使いやすくリスクに配慮したレイアウトとなった。現在、精度を保つためのメンテナンスにかかる手間は、1品目につき約1分である。

　日々の業務に忙殺されていると、改善への意識が疎かになりがちになる。後の成功が予測できれば一手間かけることに前向きになれる。システム管理が各担当者の裁量に委ねられているならば、ぜひ見直しに着手して頂きたい。時間と労力の分だけ、効率と精度の向上という成果が得られるはずである。

おわりに～『継続』と『育成』の相関関係～

　一口にSPDといってもさまざまな形態が存在する。病院が抱える事情もさまざまであり、それぞれが最善と考える方法を採用すればよい。聖隷でも搬送業務の一部は委託で運営している。

　聖隷が資材の直営にこだわる理由の一つは、事業の『継続』のためである。SPD事業者に対しては、診療報酬改定交渉に代表される長期的な費用管理が可能か、導入当初に締結した委託費を維持できるのか、変化するニーズへ敏感に対応できるのか、予期せず契約解除となった場合の対策はどうするのか、といった懸念を持っている。

　むしろ院内に目を向けた時、資材が病院経営を左右する重要なセクションであることと共に、『育成』の貴重な場であることを強調したい。配属された瞬間から、モノを通じて医療・物流・経済などの知識を深め、病院内外のさまざまな人と接することで人脈とコミュニケーション力を広げ、「購入の価値分析」を繰り返すことで判断力を養う。どんなことにも「人・物・金・情報・時間」の要素は、必ずついてくるものである。資材で身につけたスキルはどんな仕事にも絶対に活きると言っても過言ではない。

　医療は「人」こそ命である。医療の進歩により、医療者のスペシャリスト化はますます進んでいく。「より狭く、より深く」なる現場スタッフに対し、事務は「浅く、広い知識」「IT活用による分析力」「幅広いネットワーク」を駆使し、組織横断的連携のキーパーソンとして「調整力」を発揮する必要がある。

　資材には「今を知り、将来を見据え、利用者ニーズに対するブレない価値判断に基づく購入・管理・分析」を身につけた数多くの「小さな経営者」を『育成』するという重要な役割がある。経験を重ね自立した彼らがさまざまな事業で活躍し続けることが組織全体の『継続』を支える力となるのである。このような人材を『育成』するためには、資材での経験が不可欠であると考えていることこそ、聖隷が資材の直営にこだわり続ける最大の理由である。

（山本功二）

（3）医療機器販売業者の院外SPDセンターの運営
－冨木医療器（株）の場合－

冨木医療器㈱における「サービス品質の向上と作業の効率化」を導入目的としたバーコードの活用例を紹介する。

1）導入経緯

2009年12月よりSPD受託業務の作業効率とサービス向上を目的に、新SPDシステム「JUST」を導入した。2012年5月から物量増加への対応とBCP対策も踏まえ、基幹物流センターとは別にSPDサプライセンターにて運用を行っている。

GS1-128を読み取ることで、①入庫チェックシステム、②在庫管理システム、③出荷チェックシステムを構築した。発注した商品が入荷した時点で、商品に貼付してあるGS1-128バーコードをハンディーで読み取り、入荷チェックしている。入荷時のGS1-128バーコードから取得したデータ（ロット、消費期限）を基に入荷から在庫、出庫まで一元管理している。2017年2月にシステムをリニューアルし、さらに機能強化を図った。

【JUST SPDサプライセンターの概要】

冨木医療器のSPDセンターは、倉庫面積1398㎡、中量棚30台、長尺物用中量棚3台、中軽量棚200台、パレット保管エリア、医薬品保管エリア、冷暗保管エリアで構成され、2012年5月より稼動した。ロケーション管理は主に固定ロケーション管理が中心だが、部分的にフリーロケーション管理も行っている。2017年4月現在、管理している在庫アイテム数は、約8,500アイテム。作業ライン数は月平均30,000。

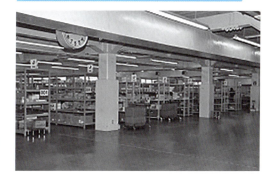
SPDセンター内観

2）リニューアル費用

　従来のSPD管理システムは、多様化する顧客ニーズへの対応に限界があり、それらに対応できるシステムに変更する必要性が生じた。システム、関連設備(サーバー、SATOラベルプリンター5台、HT20台)を整備・リニューアルに要した投資金額は約2,800万円。

3）物品コード体系とバーコードシンボル

　現在使用している物品コード体系とバーコードシンボルはつぎの通りである。入庫ラベルはCODE39、SPDカードはQRコードを使用している。

　日用雑貨はじめJAN, GS1-128が付いていない取扱い品目には社内の物品コードとしては、JANのインストアコードを使用している。ただし、JANがない商品は、入荷時にGS1-128に合わせた体系（頭2桁に45, 49の替わりに20～29を使ったGTIN-14のインストアコード）でラベル作成後、入荷検品・出荷検品等に使用している。物品コードはコード変換テーブルを作成し、物流システムに収載し、各データを帳票類、カード、シールなどの出力時、各工程のデータ情報保存時に使い分けている。

4）運用方法

①入庫チェックシステム

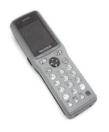

　　　ハンディーターミナル　　　　　　　入庫カンバン

入庫検品

入庫商品のGS1-128バーコードをハンディーで読み取り入庫チェックと同時にロット・期限をシステムに取込む。

↓

棚格納

入庫ラベルのバーコード（入庫№：CODE39）と棚番バーコード（CODE39）を読み、付け合せしながら格納する。

入庫フロー図

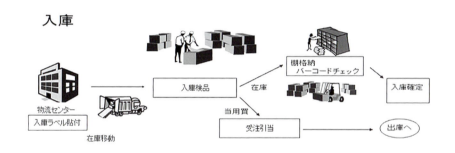

②在庫管理システム

使用期限、滅菌期限は、入庫検品時にGS1-128で使用期限等を取り込み、管理している。

③出荷チェックシステム

出庫検品（1次検品）

ピッキングリストで指示された棚からピッキングする。ロット番号での引当管理を行い、先入れ先出し方式にしている。医療機関および医療機関の部署ごとに出荷したロット番号を紐付け管理している。ピッキング完了後、出庫データをハンディーターミナルにダウンロードし、データに基づき、製品バーコード（GS1-128）を読込み、出庫総数量を確認している。

↓

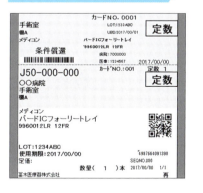

SPDカード

出庫検品（2次検品）

　ピッキングリストと、SPD カードの QR コードと、商品の GS1-128 を読み込み、確認のできた商品に SPD カードを商品に貼付し、オリコンへ格納する。

　　↓

帳票類発行

　配送一覧表・発注確認書・未配送一覧表を発行し、部署別にオリコンへ投入する。

出荷フロー図

5）運用結果と効果

　サービス品質の向上については、カラー SPD カードの導入により、新旧の見分けが分かり易くなり、従来に比べ不動品の発生が減少した。また、休日前配送システムを導入したことで、休日前に必要物品の消化払い配置が可能となり、事前に SPD カードを切って在庫を確保する必要がなくなった。

　作業効率面においては、新システム導入前の業務終了時間は 19 時であったが、導入後は 17 時になり 2 時間改善された。SPD カードのバーコードを QR コード化したので、さまざまな情報を持たせることが可能になり、消費入力時のカード認識率が向上した。

　GS1-128 の使用期限データを利用し、事前に期限切れを抽出することで

不良在庫が減少した。以前の目視での検品と比べ、バーコードを読み取ることでピッキング、出荷ミス、誤配送が減った。

まとめ

　GS1-128 バーコードを読み取ることにより、先入れ先出し管理を可能にし、消費期限切れによる経済的損失を防ぎ、医療機関に対しても、医療の安全、安心に寄与できていると考えている。今後、SPD 運用においては個包装へのバーコード表示、SPD 販売単位の設定が望まれる。

　最後に、近い将来、医療機器・材料における GS1-128 コードの 100% 普及し、安全・安心を保障できる流通を実現することを期待している。

（中村崇・鶴来隆一）

第Ⅲ編　SPD の実際と将来像

（4）鋼製器具と滅菌管理
－サクラシステムプランニングの場合－

1）鋼製器具の作業・管理状況

① 鋼製器具の作業

　鋼製器具を扱う滅菌業務において、作業や管理する上で、基本的なこととして「鋼製器具の品名を覚える」、「鋼製器具の取扱い方法を覚える」、「鋼製器具の検査方法を覚える」があり、これは人の記憶に頼っている。

　写真を利用しているところも多いが、不十分な面もある。以前は鋼製器具を知っている看護師が中央材料部で作業していたが、現在は滅菌業務を外注するところが増え、外注していなくても、医療の素人の方が行っている場合が多い。

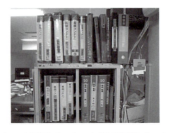
セット写真ブック・包装品写真ブック

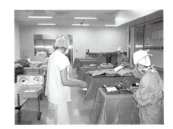
手術展開

　弊害としていろいろな間違いが発生しており、手術準備、展開時に看護師が間違いを補正するために作業負荷がかかっている。

【間違いの内容】
- セット内容の品目間違い、数量間違い
- 包装品の品目間違い

② 鋼製器具（滅菌物）のトレーサビリティに求められること

　鋼製器具を再生する工程をトレースすることが、医療安全上で重要になってきている。これはプリオン等感染症防止の面からであり、最終的にどの患者さんに使用されたかまでトレースすることが求められている。

2）鋼製器具管理の変化

① 鋼製器具（滅菌物）のトレーサビリティ実施施設の増加

　滅菌管理では、滅菌物トレーサビリティシステムで各工程や使用を管理できる。ラベルに2次元シンボル等バーコードを印字して、包装単位で各工程を記録して管理している病院が増え、滅菌工程を管理することで、有効期限切れ管理や滅菌リコール対応を容易にする環境を整備してきている。

② UDIによる鋼製器具管理

　鋼製器具の管理方法として、UDI（Unique Device Identification）を利用した管理が推奨されてきている。鋼製器具のUDIには、2次元シンボルを刻印する方法とRFIDを取付けする方法がある。

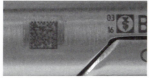

　　　　　ＧＳ１データマトリックス　　　　　　　　　　ＲＦＩＤ

ⅰ）世界のUDI対応状況

　米国FDAでは、鋼製器具へのダイレクトマーキングがデータベース登録と共に法制化され、EUでは、「医療機器（MDR）/体外診断用医薬品（IVDR）規則」で同じような内容を欧州議会が承認している。現状、米国はUDIの方法として2次元シンボルを刻印する方法を提示しており、EUの鋼製器具メーカーは2次元シンボルを刻印する方法を採用している。

ⅱ）日本のUDI対応状況

　日本においても「医療製品識別とトレーサビリティ推進協議会」が厚生労働省をオブザーバーとして、一般社団法人日本医療機器産業連合会が事務局となって開催されており、鋼製器具メーカーが2次元シンボルを刻印して供給する方向で話が進んでおり、一部のメーカーはすでに刻印して出荷を始めている。

③ UDIの方法

　米国、EU、日本の動きを考えると、今後は鋼製器具メーカー側で2次元

シンボルを刻印して鋼製器具を出荷することになる。

　RFIDは便利であるが、鋼製器具を新規購入した場合に病院側でRFIDを取り付けする必要がある。また、RFIDは工業製品であるため寿命が存在する。RFIDが読めなくなった場合には、鋼製器具からRFIDを取り外し、再度新品を取付けする必要があるが、RFIDを絶対に脱落しないようにレーザー溶接等している場合、かなり困難が予想される。

　2次元シンボル刻印は、傷等で読めなくなるので2個所に刻印し、シリアルNo.を文字で刻印して人がわかるようにして、再刻印ができる状態が必要となる。

　2次元シンボル刻印、RFIDの両方に言えることは、院内既存の鋼製器具はUDIが付けられていないため、UDIを病院側で刻印または取り付けする必要がある。

④ 鋼製器具（滅菌物）のUDIによるトレーサビリティ

　滅菌物トレーサビリティシステムにUDIを結びつけて個体認識レベルで滅菌管理を行うことができる。具体的には、組立工程の2次元シンボル等バーコード付のセットプレートやラベルを鋼製器具のUDIとヒモ付け、セットや包装品の添付されたバーコードを滅菌工程などの各工程で入力してトレースする。UDIとヒモ付けすることで、個体認識レベルで使用患者履歴や使用回数管理が可能となる。

3）UDIを利用した鋼製器具管理の事例

　本事例では、2次元シンボル刻印での運用を実施している施設を紹介する。

① UDIを利用しているワークフロー

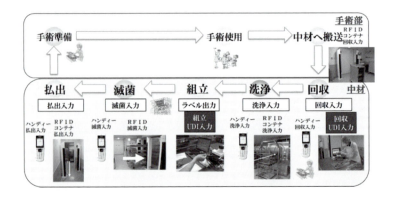

② 使用している UDI

　刻印には 2 種類あり、海外メーカーはレーザー刻印を採用しており、国内メーカーの多くは打刻を採用している。海外メーカーの鋼製器具は、ナシジという表面処理を行うためレーザーで刻印している。

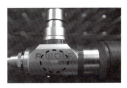 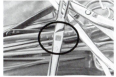 

　　硬性内視鏡　　　　　鋼製器具　　　ナシジ器材のレーザー刻印　　鏡面器材の打刻

③ UDI の読取装置

　UDI の読取装置は、運用上、レーザー刻印と打刻が混在するため、両者を読み取る能力が必要である。

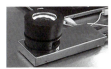
・ステンレス製の防水タイプ
・洗浄、滅菌対応
・レーザー刻印、打刻印読取

・プラスチック製
・アルコール拭き対応
・レーザー刻印、打刻印読取

④ UDI 読取の作業

　セットプレートの 2 次元シンボルによりセット構成内容を表示して、鋼製器具の刻印を読み取りして員数をカウントしてチェックする。

　包装品は、包装貼付用のラベルに印字してある 2 次元シンボルと UDI を入力して、ラベル運用できるようにヒモ付している。

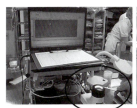 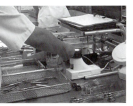 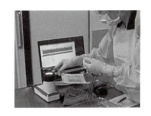

　　　　手術器材のセット組作業　　　　　　手術器材の回収時カウント作業

第Ⅲ編　SPD の実際と将来像

⑤ 滅菌コンテナの RFID によるトレース管理

　本事例では、滅菌コンテナに RFID を取り付けて、コンテナ単位で工程をトレースしている。コンテナ本体とインナーバスケットに RFID を取り付け、回収・洗浄・滅菌・払出の工程でゲート型アンテナにより RFID を読取してトレースデータとしている。

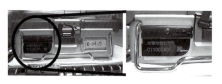

　　　　滅菌コンテナ用RFID　　　　　　　　　インナーバスケット用RFID

4) UDI のメリット・デメリット

① メリット

i) 医療の安全

●滅菌不良リコール対応

　滅菌インジケータの判定で滅菌不良が判明した場合に、ピンポイントでリコール回収が徹底でき、使用部署に一斉配信でき、使用を止められる。その回以降の判定が陰性になるまでの滅菌物は回収する。

●適正在庫管理

　手術部では、翌日の手術に器材不足がないように、定数の不足が多過ぎないように在庫管理が必要とされている。病棟外来では、定数が必要数に足りているか在庫確認が必要とされている。

●使用期限管理

　滅菌日より計算して使用有効期限をチェックして期限切れは回収できる。

ii) 医療の質

●セット組みの精度向上

　セット組み作業では、品名・規格を確認して員数をチェックすることが必須であり、器材の刻印を読み取る装置と、セット構成内容を登録できるトレーサビリティシステムがあると、素人でも刻印された器材を読み込むだけで品名・規格が判明し員数カウントができる。

●手術器材の術前術後、定数等の員数管理

手術準備したものが手術後の員数確認時に同数あるかをカウントしていて、不足している場合に紛失の可能性があり、捜索する。病棟外来では、部署間の貸出等でいつのまにか定数より少ない数で運用されている場合があり、部署棚卸で定数調整する。

●手術器械セットのスリム化

　手術器械セットは、使用しない器材が多く含まれている場合があり、使用・未使用を分けて UDI を入力することにより、スリム化が図れる。必要な器材のみを準備することにより、術中の取り出しで間違ってつかむことが防げ、器械出しが容易になる。

心臓血管外科　コンテナセットの整理前後

（東京医療保健大学 落合慈之先生資料）

iii) 器材購入・破損の精度向上

●誤発注、誤納品の回避

　院内で使用する器材のマスタが、メーカーのマスタと連携・参照できると、品名・規格・型式が明確になり、誤発注・誤納品が回避できる。

●手術器材破損の推測

　器材故障時の使用回数や修理時の使用回数を把握すると、故障・破損を推測でき、購入計画に反映できる。

② デメリット

i) 中材作業の負担

●組立作業等での作業付加

UDI をトレースするために、セット組作業等で UDI 入力作業が組み込まれる。

ii) 初期刻印作業の一時的負担

●洗浄後刻印の負担

既存の器材を刻印する場合に、洗浄後に刻印する作業が入ることと、刻印可能な器材を選定して名称等を添付する作業が発生する。

●刻印作業期間の負担

既存の器材を刻印する作業は期間がかかり、刻印作業期間中にレーザー刻印機、打刻機のスペースが必要となる。

iii) 手術器材の耐用期間判定は難しい

●使用可能期間等の分析は長期間が必要

UDI があれば、鋼製器具の使用可能期間や不具合の発生頻度がわかるようになるが、実際には長期間のデータ収集が必要となり、即時に判明するわけではない。

まとめ

UDI を利用した鋼製器具のトレーサビリティ（トレース管理）は、5W1H によるデータ管理を中心に、鋼製器具品目の特定に対して UDI を利用するものであり、UDI と各工程を基本データとして保管して利用することである。UDI 利用については下記のことが言える。

- ・UDI を利用したトレーサビリティは、世界の潮流である。
- ・プリオン等ハイリスク手技に対しては、特にトレーサビリティは重要である。
- ・人不足に対して、UDI を利用することにより、品目にとらわれずに作業スタッフを充てることができる。
- ・UDI を利用することにより、中央材料部側の作業精度が上がり、手術部の看護師が負担となっている手術準備、展開における間違い補正作業を軽減でき、煩わしい作業から解放できる。

（工藤正一）

（5）鋼製器具のデータマトリックス管理
－魚沼基幹病院の場合－

はじめに

新潟県地域医療推進機構 魚沼基幹病院は、新潟県魚沼地域の地域医療再編に伴い、2015 年 6 月に診療科数 26、病床数 454 床（精神 50 床、救命救急センター 14 床、感染症病床 4 床含）、手術室 9 室にて開院した新設病院である。

2016 年度手術件数は、3,269 件、手術室スタッフ数 23 名（看護師長 1 名、新人 2 名を含む）、常勤麻酔科医 2 名、中央材料室スタッフ数 15 名で運営している。

1）データマトリックスを使用した鋼製器具管理システム導入の経緯

新設に伴い、以下のような課題が考えられた。

①看護師、中央材料室の人数および経験不足
②限られた予算内での鋼製器具の運用、紛失防止の対策
③感染症発生時の対応、対策

上記の課題に対応するためにサージカルブレインシステム [フィールド]（以下、SBS）を導入した。

導入後のメリットとして、
①鋼製器具の確実なダブルカウントの実施
②器材の効率運用、適切な資産管理
③使用実績や感染症発生時の追跡調査

などが考えられた。当院での SBS の運用方法を図 1 に示す。

SBS とはシリアルナンバーを含んだデータマトリックスシンボルを鋼製

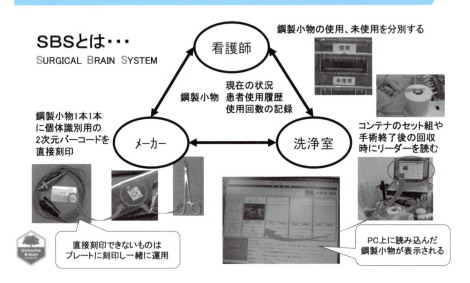

図1 SBSとは

　器具に直接刻印し、専用リーダーでシンボルを読み込むことにより、鋼製器具情報やセット組などを支援するシステムである。当院ではゴムやガラスなどの直接刻印できないものは、プレートに刻印し、物品とプレートをセットにして運用している。手術後は鋼製器具のシンボルを読み込んで回収作業を行っており、またコンテナや滅菌バッグにシステムで発行されるラベルを貼付し、ハンディーターミナルで工程管理を行っている。このことにより、洗浄中や滅菌中など、現在の状況や所在を把握することができる。その他、患者使用履歴、使用回数などを記録として残すことができ、鋼製器具破損や、遺残、感染症発症時には遡ってトレースすることが可能となった。

2）実際のシステム活用方法について

①コンテナ内、鋼製器具のスリム化

　当院では、看護師が手術終了後、コンテナ内の鋼製器具を使用、未使用で分別し、洗浄室でSBSを用いた回収作業を行っている。これらの作業で使用、未使用のデータを蓄積し、可視化することによって、医師と看護師間で情報共有し、コンテナ内の鋼製器具の見直しを行っている。実際に整形外科脊椎コンテナの使用率と術式を合わせて見直しを行った（図2、3）。
　内視鏡下ヘルニア摘出術（以下、MED）、椎弓根スクリュー（以下、

図2 脊椎コンテナの使用率

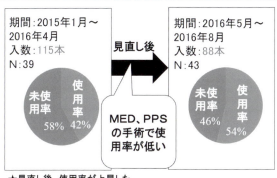
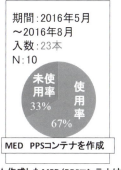

★見直し後、使用率が上昇した。

★作成したMED/PPSコンテナは使用率が70%以上だった。

図3 脊椎コンテナ 使用本数

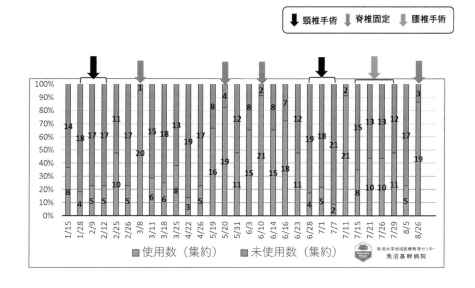

PPS）では、脊椎コンテナ内の鋼製器具の使用が極端に少ないことが判明した。そこで新たに MED、PPS のコンテナを別に作成したうえで、脊椎コンテナの見直しを行ったところ、使用率の上昇がみられた。新たに作成した MED、PPS コンテナも 70％の使用となり、最適化が図られたと思われる。スリム化を図ることは、①鋼製器具カウント時間の短縮、②コンテナセット組の時間短縮、③鋼製器具の劣化防止、④コンテナ内の滅菌効率の向上、⑤

図4 当院の現状〜データマトリックス活用するための工夫〜

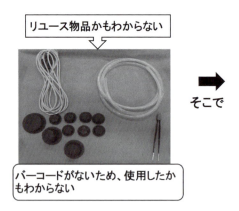
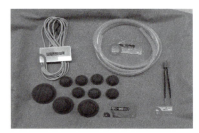
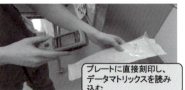

鋼製器具に関するインシデント発生率の低下につながると考える。

②医療安全での活用

i) 鋼製器具の確実なカウント

看護師が手術終了までに器械カウントを行い、洗浄室にて SBS を使用した回収作業を行うことでダブルチェックを行っている。この作業により、コンテナ内の鋼製器具の不足が明らかとなり、捜索作業をただちに行うことができ、紛失防止に役立っている。しかし、腹腔鏡に使用する鉗子、カメラ、コードや針金状のものについては、本体に直接刻印することができないため、当初は SBS で管理ができていなかった。結果として紛失したことに気付かず、いざ使用する際に器械が見つからない事象が発生した。改善策として器械情報をデータ登録した上で、プレートに刻印し、器械とプレートを一緒に滅菌・管理する運用方法に変更した（図4）。

使用前後の器械の管理は、遺残に対する安全管理上、重要な項目であり、SBS で鋼製器具を管理することで、洗浄室と看護師で鋼製器具のダブルカウントができ、鋼製器具の遺残防止、紛失防止を行っている。

ii) コンテナ内、鋼製器具のカウント用紙の改善

当院では、手術直前の展開後にカウント用紙に沿って、術前カウントを行っている。しかし、実際には鋼製器具の数が合わず、数を数えたつもりになっ

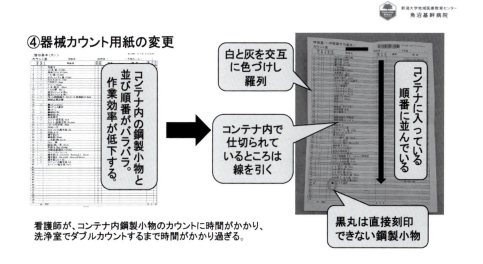

図5 当院の現状〜データマトリックス活用するための工夫〜

ていたという事例が起きていた。そこでスタッフから意見を聞き、鋼製器具カウント表のレイアウト変更を行った。

変更前はすべて白地の表で印刷されていた。また、コンテナ内の鋼製器具の並び順とカウント表の順番が違っていた。視認性も悪く、作業効率の低下を招いていたため、カウント表のレイアウト変更を依頼した。各行には交互に色付けをし、バスケットの並び順とカウント表の順番を合わせた。複数バスケットの場合は、バスケットごとにカウントしやすいように、区切り線を入れた。どうしても刻印できない物品をコンテナに入れる際には、カウント表に「●」を付け、作業者が忘れないよう目立つ表示にした。結果として、変更後は視認性の改善もあり、手術前後のカウントがスムーズに行われるようになった（図5）。

iii）分解可能な器械の取扱いについて

リユース品の腹腔鏡鉗子は、インサート、アウターチューブ、ハンドルを分解し、滅菌をかけ、洗浄後に組み立てを行うが、器械に不慣れなスタッフも多く、カウントができない状況があった。

アウターチューブ、ハンドルには直接刻印ができないため、インサートの直接刻印を読み込むと、3点のデータを表示し作業が確実に行われるよう改善を行った。変更後は組み立て、カウント時のトラブルは減少した（図6）。

図6　当院の現状〜データマトリックス活用するための当院の工夫〜

②腹腔鏡鉗子のデータ化

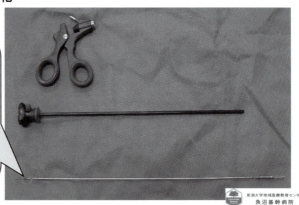

直接インサートにバーコードの刻印。
洗浄室でカウントすると3点（インサート、アウターチューブ、ハンドル）がデータ化されている。

3）中央材料室業務について

SBS データを中央材料室業務に活用すると、

①コンテナ作成作業の効率化
②確実なコンテナの組み立て
③業務実績の可視化

などのメリットが挙げられる。鋼製器具をリーダーで読み取り、コンテナを組み立てることにより「間違った組立」に対する精神的負担の軽減が図られた。今後はコンテナ組み立て時間の実績を集計し、可視化することで中央材料室スタッフのモチベーションの向上に繋がると考える（図7）。

中材担当者にとって、SBS を利用することにより、コンテナに含まれるもの以外を読み込むとアラートが表示され、鋼製器具の名称が分からなくても組立てができるなど、メリットは大きい。反面、未習熟者が鋼製器具の名称を覚えられないというデメリットがあった。実際に看護師が中材担当者に緊急で鋼製器具の依頼をした際、鋼製器具の名前がわからず、払い出しに時間がかかった事例もあった。問題解決のため、目標管理の一つとして、鋼製器具に関する勉強会やテストを行い、習熟度を評価している。

図7　中央材料室スタッフのコンテナ組み立て時間の実績

内数11〜50本未満のセットのカウント実績（左6月、右11月）

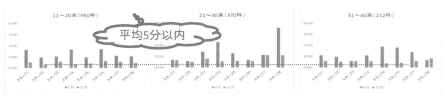

内数70〜100本未満のセットのカウント実績（左6月、右11月）

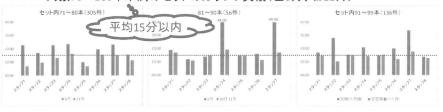

4）資産管理について

　SBSでは病院内のほぼすべての鋼製器具にシンボルを刻印できるため、資産管理も行うことができる。また、各鋼製器具の使用回数を把握することが可能となった。現在は各鋼製器具の修理・廃棄までの使用回数を計測している（表1）。このデータにより約200回前後で何らかの不具合が発生することがわかり、150回前後で注意喚起を行うこととした。今後SBSでのアラート機能も搭載する予定である。

　使用回数の限界値を把握することにより、術中破損などの危機回避や、限界値に近づいた鋼製器具の新規購入や、修理費用の予測・計画的な予算組みになどにも活用していきたい。

5）今後の課題

①コンテナ内鋼製器具の使用、未使用率の基準値、目標値をどのように設定するか、

②コンテナの見直しの期間、回数をどのように設定するか、

③蓄積されたデータを手術室看護師、中央材料室スタッフのモチベーションの向上や業務改善にどのように生かしていくか、などが、今後の課題である。

1章 SPD実施病院事例と標準コードの活用 ／ （5）鋼製器具のデータマトリックス管理 −魚沼基幹病院の場合−

表1　魚沼基幹病院 修理までの使用回数（鉗子類）

商品名	修理依頼日	修理内容	修理完了日	コンテナセット名	修理回数	使用回数（保管カウント）
コッヘル止血鉗子 反無 B/L	2016/7/4	ロックがゆるい	2016/9/5	整形基本（小中）_2	1	199
コッヘル止血鉗子 反無 B/L	2016/7/26	噛みあわせが悪い	2016/9/5	整形基本（小中）_3	1	171
コッヘル止血鉗子	2016/7/14	曲がっている	2016/9/5	整形基本（大）_1	1	134
コッヘル止血鉗子	2016/7/12	爪が折れた	2016/8/19	整形基本（大）_3	1	78
椎間板鋭匙鉗子 A型 直 3mm	2016/2/22	先端部にヒビ	2016/4/12	脊椎②_2	1	66
小骨把持鉗子	2016/7/20	先端の変形	2016/9/5	骨・人工関節_2	1	64
骨把持鉗子 ファラボイフ氏 26cm	2016/2/26	かみ合わない	2016/4/12	単整_6）骨把持鉗子ファラボイフ氏 26cm_2	1	17
ウエック型タオル鉗子 小 10.5cm	2015/9/9	先端が曲がる	2015/11/13	単共）ウエック型タオル鉗子 小/10cm_27	1	1

　これらの課題に対して、医師、手術室看護師、事務部門、中央材料室スタッフとSBSデータを共有、活用し、今後、手術室運営の円滑化を図っていきたい。

（梅澤朋子・山本江里香・山之内梨絵）

（6）医薬品SPDについて

1）医療材料と医薬品の違い

　医療材料の SPD が普及してくると、「医薬品の管理≒ SPD ができないか」との病院からの要請に応える形で、SPD 事業者が医薬品の管理を行うようになってきた。医薬品の SPD といっても、医療材料の SPD とは大きく異なる点があるので注意する必要がある。

　医療材料の SPD では、院外供給方式、預託方式で材料（製品）が供給され、製品は原型のまま患者に使用・消費される。つまり、納品から患者使用・消費に至る工程で、医療材料の性質・機能そのものが加工されることはないのである。一方、医薬品は、患者に使用されるまでの工程の中で、混注などの調剤行為において異なる医薬品（製品）を作り出す。重要な工程である調剤業務は、薬剤師の専管業務であり、SPD 事業者は薬剤師の替わり・代行をすることはできない。また、薬剤師の指示で行う薬剤師の補助業務は、薬剤師との間に指揮命令関係が生じる労働者派遣業務に該当し、業務受託代行の対象とはならない。したがって、SPD 事業者が独自の判断で、薬剤師の指示を受けずに行える医薬品の単独業務（受託業務）は、院内配送、部署および医薬品倉庫の在庫管理などに限られるのである。

2）預託ができるか否かの相違

　医療材料は預託できるが、医薬品は預託できないとされている。医薬品販売業者では在庫保管は『医薬品、医療機器等の品質、有効性および安全性の確保に関する法律（以下医機法）』への準拠が求められるとして、医薬品の預託そのものを容認していない。

　それでは、医療材料の各部署への預託在庫はどうなのか。医療機器業界では、医療機器・材料の預け在庫、貸出在庫などは医機法で規制されておらず、問題視されていない。前述の通り、医療材料は製品を小分けする程度で、製品の性質、形状、機能そのものが変わらないので、部署預託は可能である。一方、異なる製品となる調剤済の医薬品は、SPD 事業者の受託業務対象外

の製品でもあり、SPD事業者がそれを部署預託すること自体あり得ないことである。

とはいえ、医薬品倉庫に納品された医薬品は、調剤前の製品のままであれば、医薬品倉庫から払出後に預託のような形をとることができると思われる。一部の医科大学病院や大病院では、医薬品販売業者が医薬品倉庫に納品し、倉庫から薬剤部を含む各部署に払い出しされた分のみを請求する方式を取っている例があると聞く。

3）消費（消化）払い方式

消費（消化）払い方式と呼ばれる方式がある。上記の実質的預託と同様に、病院や調剤薬局の医薬品倉庫から払い出した分のみ請求するものである。医薬品倉庫に納品した時点で業者が売上げを計上することを、病院・医薬品販売業者間で締結する消費（消化）払い方式契約の契約条項で約定している。実質的預託との違いは、債権債務の関係を契約上で明確にしている点である。

ちなみに、医療材料の預託においては、契約上でSPD事業者は使用・消費された時点で初めて売上げ計上することになっている。預託から売上までの期間は預け在庫計上するのが一般的である。

実質的預託、消費払い方式のいずれの場合においても、病院と医薬品販売業者・SPD事業者間で2〜3カ月に1回は医薬品倉庫の預託在庫の確認を行う必要がある。

以下に、医薬品販売業者の立場から見た医薬品SPDに対する見解を紹介する。

4）医薬品SPDの定義

病院内における医薬品在庫管理の目的は、①必要な時に過不足なく準備され、②在庫は適性量が維持され、③購入から使用／在庫／医事請求までの流れが把握され、③さまざまな解析に必要な情報が蓄積されていること、に集約される。

医薬品SPDは管理手順に関わる呼称であり、手法や技術に関わる特別な呼称ではない。本稿では、システムを活用した外部業者による医薬品在庫管理の遂行を医薬品SPDの定義として論を進める。

表 1　医薬品と医療材料の管理特性の差異

	医薬品	医療材料	物流管理への影響
採用品目数	小	大（医薬品の10倍）	採用品管理の煩雑さ：医薬品＜医療材料
採用期間	長	単（平均18ヶ月）	
バーコードの整備	ほぼ整備済み（元梱、流通、調剤単位まで表示）	整備過程	院内ソースマーキングの必要性：医薬品＜医療材料
コードの体系化	整備済み JAN、YJ、HOTコード等用途別に整	整備過程	
院内物流の特性	オーダーリングを起点にして物流	実施内容の後追い管理	
院内在庫の特性	薬剤部に集中	院内に点在	システム化の難度：医薬品＜医療材料
システム化の費用	安価	高価	
物流エラーの影響	高	低	外注化の難度：医薬品＞医療材料
物流の専門性	高	低	

5）医薬品 SPD と医療材料 SPD

　医薬品と医療材料の管理特性の差異について表 1 を参照していただきたい。両者の比較より医薬品 SPD は、システム化は容易であるが、運用の難度は高く、受託業者には専門性が求められるという特性を読み取ることができる。

　また、商流についても、医薬品と医療材料の SPD に関わる差異が存在する。筆者が複数の県担当者への聞取りに基づいた個人的な理解を紹介する。

　医療材料に見られる預託、および持込形式の販売は、医薬品では存在しない。医薬品も医療材料も、販社の在庫保管は『医薬品、医療機器等の品質、有効性、および安全性の確保に関する法律（以下医機法）』への準拠が求められる。よって預託販売を行うには、医機法に定める卸売販売業者の施設基準を病院内で実現しなければならない。

6）医薬品物流のシステム化

　医薬品では、ソースマーキングとコード体系が整備されているため、物流のシステム化は容易であり、単体ではほぼ一巡したと言える。物流システム化の現状は、HIS（hospital information systems）との連携によるデータの二次活用を模索する段階にある。ここでは HIS との連携における着目点や留意点について論じる。

　医薬品物流システムの連携対象となる HIS は、オーダーエントリシステ

ム、レセプトコンピュータシステム、調剤支援システムの三つのシステムである。網羅性の視点よりオーダーエントリシステムとの連携が目的の実現に最善である。反面、オーダーエントリシステムのデータ特性上、物流側でのいくつかの運用上の考慮が必要となる。

①オーダー取消データ

　急性期病院でのオーダー取り消しは 30% を超える場合もある。取り消されたオーダーで発生された調剤済薬は調剤部門に返納され、再利用される場合と、例えばミキシング済みのため廃棄される場合が想定される。オーダーデータとの連携のみでは、当該在庫の物流システム上の処理の特定は困難であり、運用上の考慮が必要となる。

②分量投与データ

　分量投与データのオーダー番号が別採番された場合、物流システムは異なる物流と判断するが、調剤は連続する投薬として調剤される場合がある。この場合もオーダーデータから調剤内容の識別は困難であり、考慮の対象となる。

③端数量のオーダーデータ

　端数量のオーダーデータに対し、調剤は端数量の残薬が廃棄される場合と、複数のオーダーを組み合わせ調剤される場合がある。端数量オーダーに対し、医薬品のおおまかな設定は可能であるが、すべてを包含することは困難と考える。

　以上、例示の通り医薬品物流システムをいわゆる在庫管理から活用が可能な情報源として構築・運用するには、HIS に関わる知識が医薬品 SPD には求められる。

7) 医薬品管理業務の外注

　医薬品管理業務は、医療行為としての調剤業務と緊密である。医機法や薬剤師法等の関係法令の解釈や、病院個々のポリシーの制約を受け、外注化可能領域の定義は、オーソライズされていないのが現状である。また、病院の薬剤部門は、調剤から病棟業務等へ期待値がシフトし、調剤担当部門では作業人員の不足が目立つ。これらの環境に照らし合わせ、外部業者の有効活用

を可能とする例えば、欧米にあるファーマシーテクニシャンのような業務領域に関する定義が求められている。

まとめ

　薬剤師を無資格者実施可能対象業務から解放し、薬剤師本来業務の強化によりもたらされる『医療の質向上』、あわせて HIS、物流システムの知識や高度なシステムリテラシーの導入を行い、データ活用による『医療の効率』に寄与の 2 点が医薬品 SPD の方向性として定義可能と考える。医療材料 SPD に比べ歴史の浅い医薬品 SPD が、今後進化し、医療の発展に貢献可能な仕組みとして確立することを期待する。

（友宗直樹・笠原庸介）

2章 SPDの将来像

（1）医療材料の電子商取引（EDI）

1）IT活用は国レベルの推進事案

　まず、電子商取引（EDI）とはどのようなものか。なんとなく難しそうなイメージを持たれているかもしれないが、一言で表現すると「別々の企業間で標準的な規約を用いて通信回線を利用して情報をやり取りする」ことである。典型的なEDIは、受発注情報等の商取引情報の交換が主となっているが、近年ではマスタ情報等の環境情報も電子データでの交換が行われている。

　さて、医療材料の分野のEDIの現状は、どのようになっているのか。医療機器業界全体としては企業内や医療機関の院内でのIT化は規模の大小があるにしても進められてきた。しかし、企業間連携によるICT活用については、同じ医療を担う医薬品業界と比較しても遅れていると言わざるを得ない状況にある。企業間連携によるICT活用は、業務効率化やトレーサビリティのためには必然の状況となってきている。

　それを実現するにはどうすればよいのか、ということになるが、2000年に業界のデファクトスタンダードとなるEDIサービスが「@MD-Net」により提供開始され、売切り商品のビジネスについては、メーカー・ディーラー間のEDI接続は順調に進んできた。しかしながら、いわゆる一次店と言われるディーラーから先については、FAXや電話による受発注がいまだに主流となっており、IT化による業務効率向上の恩恵

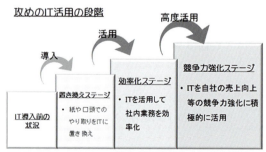

＜出典：経済産業省HP 攻めのIT活用指針＞

を受けていない。また、メーカー・ディーラー間においても、発注はしているがメーカーから送られる仕切データを活用されていないという状況が多くみられる。せっかくEDIを導入してもごくごく一部の情報しか取り扱わないというのは、業務効率の向上や経営分析において非常に「もったいない」としか言いようがない。確かに、EDIの導入には初期導入や運用維持のコストも発生する。さらには今までの業務運用自体の見直しも必要となるかもしれない。しかし、今後はより一層のICT活用の推進が国・行政レベルで求められてきていることも確かなことである。2016年9月に厚生労働省・医療機器の流通改善に関する懇談会においても、継続的な検討課題として、①電子商取引（EDI）の推進、②医療機関における在庫管理の効率化、③医療機器の適正使用の推進、④UDI（個別識別）の表示による在庫管理の効率化が提示されている。

2）EDIが取引先選定のポイントに

各企業においても販売管理ツールの導入は進んできているが、EDIに関しては相手があってのこととなるので、取引先や関係各所から言われて導入しただけでは効果よりもコストのデメリットの方が多く感じられてしまうだろう。EDIは一つのサービスであり、業務ツールでしかない。そのツールをいかに使いこなし効果を上げるかはユーザー個々における創意工夫も必要となってくる。今後、医療機関等でも電子カルテやレセプトのICT活用だけでなく、病院経営に影響を与える物品管理のICT活用もより一層進んでくることは明白である。当然ながら内部での管理から始めることとなるが、つぎのステップとしては発注や使用報告、入荷検品や在庫・仕入計上に目を向けていくことになるだろう。その際に、業界標準としてのEDIの導入による業務効率化は当然選択肢の一つとなる。そして、医療機関がEDIの導入を検討した際にキーとなるのが、情報の受け手となるディーラーやSPD事業者である。受け手の準備ができていないと当然、送り手となる医療機関での導入が頓挫してしまう。

3）業界標準のEDIインフラはすでにある

2016年に@MD-Netのインフラを利用して、ディーラーと医療機関の

2章　SPDの将来像　／　(1) 医療材料の電子商取引（EDI）

EDIが初めて開始された。それまでは、実例がなかったので、@MD-Net自体でも医療機関に対して広報活動や情報交換を行っておらず、それ故に医療機関や物品管理システムのベンダー側でも医薬

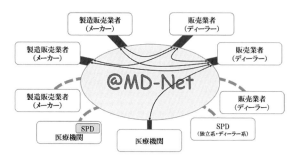

医療機器業界のEDIインフラは既にあります！

品業界に関してはほぼ当たり前のように標準化されたEDI（メディコード）を利用していたのに対して、医療材料系では「業界標準のEDIがない」との認識しかなかった。しかし、少ないながらも医療機関と接続したという事例ができたことにより、医療材料系ではメーカーから医療機関まで、同一のフォーマットを利用した標準の仕組みを構築することができる、と言えるようになった。

　EDIの導入に対するハードルは、以前に比べると相当に低くなっている。それというのも、インターネットの普及により専用線や新たな電話回線を用意することなく接続できるようになったのが大きな要因となっている。また、各企業でも販売管理や業務支援の仕組みをすでに導入し、社内ネットワークの構築やさまざまなクラウドサービスの利用も、意識的な点でのハードルを下げる一助となったと思われる。とは言え、インターネットの通販サイトを利用するほどの急速な普及には至っていない。一方的に相手のサイトを見て気に入ったものを選択し発注するというような商取引と、契約や交渉に基づいての商取引では当然情報の扱いの重要性は変わってくる。

　さらに、取り扱う商品が医療にかかわる、法律により厳密に決め事がなされている商品となれば、受発注の手段一つとっても、しっかりとしたルールに基づいた運用がなされなければならない。そうかと言って個々の企業が独自のインフラや仕組みを構築し、厳密に運用するとなると、相当の負担になることも必然なので、同じことを皆でするのならその点は業界標準の仕組みを利用して効率化し、それ以外の部分で独自のサービスを展開することで同業他社との競争を行えばよいだけのことである。

　業界標準のEDIインフラはすでにあり、そのインフラを利用することで簡便に導入することが可能となっている。協調すべきは協調し、競争すべきは競争することが大事である。

4）業務推進者、人材育成が必須

@MD-Net では、医療機関との情報交換が増えたことにより、受発注だけでない情報交換のデータ種の策定を検討している。現場で利用するデータ種が増えることにより、より一層の EDI によるデータ交換の重要性が認識されるであろう。特に、医療安全につながる情報についてのニーズは大きく、今後のトレーサビリティのためにも FAX 等によるアナログの情報ではなく、EDI 等を利用したデジタルのデータによる情報の正確性と連続性が求められている。

すでにある標準 EDI のインフラを、医療機器業界すべてのステークホルダーが活用することで、デジタルデータによる SCM（supply chain management）が確立され、医療安全の一助となる結果が見えてくる。

さらに、EDI 導入による自動処理化を進めることにより、今まで見過ごしがちであった部分での効率化やコスト削減が期待できる。この点についてはディーラーがメーカーからの EDI 接続を求められた際に、「メーカーばかりメリットがあるのではないか」と言っていたそのメリットを、データの受け手となることで、自らが享受できるということである。

一例としては、受注入力等のルーチン作業なら、一度運用に乗ってしまえば作業レベルを平準化できるので、属人化によるサービスレベルのブレが発生するというリスクを回避することが可能となる。これからは、発注・実績報告、等のデータを「発信」するだけでなく、受注・仕入計上、等を「受信」して活用することが重要となってくる。

それでは実際に EDI の導入をする時にどうすればよいかということになるが、ポイントは、社内にしても医療機関にしても、全体をまとめられる推進者（リーダー）が必要になるということである。推進者は IT 知識のみでなく、物流・購買管理の業務に精通していることが成功の大きな要素になる。そして、IT 化が目的ではなく、社内や院内の業務の効率化に焦点にあてた全体効率の向上を推進者が理解し、広めていくことが重要となる。全体への理解が深まれば、「やらされている感」ではなく、「やるべき」との意識改革も起き、それが全体効率の向上への良循環スパイラルとなっていくのである。経営者や現場の理解が得られなければ IT 化の成功はありえない。そのような観点からみれば、将来的には業務運用に精通し、全体に対して提案・実行をできる IT 技術者の育成も課題となるだろう。

5) 運用見直しとマスタ整備が軸

EDI を受け入れる体制を整備していくには、当然業務運用の見直しが必要になってくる。今まで紙で作業していた業務がデータによる自動化に置き換わったとしても、すべての業務が一斉に切り替わることはありえず、段階的に負荷が分散されることにより、効率化が実現されていく。それ故に、長期的業務改革のプランをしっかりと整えておくべきだろう。

つぎに実際の EDI 接続のための環境構築だが、この点については、各企業の IT 化の進み具合に応じて対応のレベルが変わってくる。しかしながら、基本となるのは在庫管理である。

自らの在庫が管理できていなければ、発注するにしても、仕入計上するにしても、基礎となる情報が信頼のおけるものでなければ意味がない。医療機関の在庫管理については、まさに SPD 業務の根幹ともなるべき業務であろう。SPD 業務は ICT の推進のためにも大きな役割を担うこととなる。

在庫管理がなされていれば、つぎのステップは「業界標準」に合わせる対応が必要になる。EDI を行うには前述の通り、標準的な規約に基づくデータを用意しなければならない。その際に課題となるのが商品マスタであり、取引先マスタである。

受発注のデータの例で言えば、取引先マスタについては、現状ほとんどの場合、データの受け手（受注側）が変換テーブルを用意して変換し、戻しのデータ（仕切情報）には再変換をかけて、元の取引先コードをセットしている。トレーサビリティの観点で言えば、取引先マスタについては、国レベルで公的な施設コードを制定しなければ、いくら情報を集めても現実的にはトレースができないという事態になってしまう。ところが、ごく一部を除いて、統一施設マスタでの運用というものはなされていない。

商品マスタについては、2017 年に国・厚生労働省・業界団体が一体となって取り組みを開始した「医療製品識別とトレーサビリティ推進協議会」でも、UDI の活用を進めるという方向性が打ち出されており、業界としては GTIN（または JAN）が標準コードであると示され、@MD-Net の EDI サービスでも、各種データ項目における商品コードは上記に準拠したものとなっている。

企業間での情報交換となるので、同じ商品でも運用による区別が必要になることもある。現在のメーカー・ディーラー間の EDI では、商品における数量の単位はほぼ固定されている。これは、メーカー側の最小出荷単位に紐付くケースが多く、「EDI データにおけるこの商品での〈1〉とは〈1 箱〉

という〈箱〉単位を意味する」というように商品ごとに事前の取り決めがなされている。しかし、流通の中間に位置するディーラーやSPD事業者では、入荷の単位と出荷の単位が

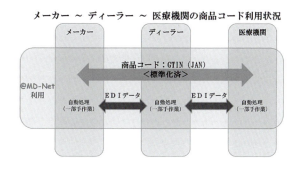

取引先によって違うこともごく当たり前に存在する。また、数量だけでなく、価格情報も紐付くとなれば、一つの商品に複数のコードが存在してしまう。この点については、各企業の仕組みの作りにもよるが、工夫が必要な点になるであろう。

しかしながら、一商品を識別するためのコードというのは標準化されており、企業間連携をする際にはそのルールを無視することは許されない。となれば、標準コードをキーとして、さまざまな附帯情報を条件により紐付けるというマスタ構築も標準的な考えとなっていく。

6）業界標準のEDIの導入を

接続してデータの送受信をするだけでは意味がない。データに意味を与え、活用するのは、そのデータを受け取った者が創意工夫を凝らすことで活かされていくのである。標準化されたデータの中には、さまざまな情報が詰まっている。発注データのように、送信することでの効率化というものもあるが、どちらかと言えば「受信」したデータの方が価値は大きい。発注に対しては、その受注データを自動処理して在庫引当や物流指示、売上計上から仕切データ等さまざまな業務への連携が可能となる。このような業務でアナログ処理を介してやる必要はだんだんなくなってくるだろう。

もちろん何事にもイレギュラーなケースが存在する。その際には経験に基づくアナログ処理が必要になることもある。しかし、せっかく世の中でIT化の推進と言われているのだから、ルーチンワークのような自動化できる部分については積極的に取り入れ、それにより生まれる余力をさらなる発展に寄与すべきであろう。

まとめると、医療材料分野だけでなく医療業界全体のIT化もここ数年で加速度的に進んできている。しかしながら、実際のIT化は一朝一夕ででき

るものではない。周りの状況変化に取り残されないよう、攻められる前に攻める姿勢で中長期の戦略を練り、各々が各々の立場で業務改革をする必要があるだろう。そのための一助として、業界標準 EDI 導入をきっかけとしていただければ幸甚である。

（田村雄一郎）

（2）SPDの将来像（運用管理部門としてのSPD）

1）SPD の変遷

SPD の過去と現在について、管理対象、管理手法、業務のやり方などの変化を比較すると共に、SPD の将来像がどうなっていくのか、推測してみたい。

SPD が開始された 1990 年中頃〜 2000 年中頃の 10 年間は、医療材料の院内管理をどのようにするのかに重点が置かれた「医療材料管理を重視した時代」といえる。

管理対象：医療材料（メーカー預託品を除く）
管理業務：在庫管理、発注・購買管理、搬送管理、消費管理（部署別）
管理手法：定数管理、定数カード・シール（バーコード管理）、預託、同種同効品整理
対象部署：院内倉庫、各部署
購買・調達：一括購入
物流システム：購買システムを流用、スタンドアロン型、ネットワーク型（一部）
経営支援：部署別消費データ、メーカー別購買データ、など

2000 年中頃から 2010 年代に至る現在の段階は、医療材料以外の医薬品、滅菌、ME などに対象を広げた病院の期待に応える SPD を具現化した「物流物品管理を重視した時代」といえる。他方では芳しいことではないが、SPD の附随業務としての調達・購買機能が偏重された「医療材料・医薬品

の価格重視の時代」ともいえる。

管理対象：医療材料（メーカー預託を含む）、医薬品、ME、滅菌・再生品、
　　　　　鋼製器具
管理業務：在庫管理、発注・購買管理、搬送管理、品質管理、ロット・シ
　　　　　リアル番号管理、消費管理（部署別、患者別、術式別、症例別、
　　　　　など）、履歴管理
管理手法：定数管理、定数カード・シール、預託、同種同効品整理
　　　　　標準コード、バーコード・電子タグ
対象部署：院内倉庫、各部署、中央材料室、手術室、薬剤部
購買・調達：一括購入、共同購買
物流システム：スタンドアロン型、ネットワーク型（電子カルテとの連携）
経営支援：部署別消費データ、メーカー別購買データ、患者別、術式別、
　　　　　症例別データ、など

2）SPD の将来

　2020 年代以降も SPD は現在の姿のままであってよいのか。医療の質に
貢献し、病院経営に寄与する新たな SPD の姿はないのかを、以下に模索し
てみる。

　職員の頻繁な異動により、専門家の育成や優秀な人材の確保が難しく、
IT の活用など加速度的な技術発展への対応など、2020 年代以降の病院、
特に、官公立病院・自治体病院においては、人材確保は喫緊の課題であろう。
この課題の解決法として SPD 事業者が貢献できることはないか。物品管理
以外の管理業務、対象部署など、受託業務範囲を広げることはできないであ
ろうか。

管理対象：医療材料（メーカー預託を含む）、医薬品、ME、滅菌・再生品、
　　　　　鋼製器具、物品管理以外の管理業務
管理業務：在庫管理、発注・購買管理、搬送管理、品質管理、ロット・シ
　　　　　リアル番号管理、消費管理（部署別、患者別、術式別、症例別、
　　　　　など）、履歴管理
管理手法：定数管理、定数カード・シール、預託、同種同効品整理、標準コー
　　　　　ド、バーコード・電子タグ

対象部署：院内倉庫、各部署、中央材料室、手術室、薬剤部、医事課、施設課、
　　　　　など
購買・調達：一括購入、共同購買、電子発注
物流システム：ネットワーク型（病院情報システム、および外部システム
　　　　　　　との連携）
経営支援：部署別消費、購買、患者別、術式別、症例別、その他経営デー
　　　　　タの分析・活用

3）運用管理部門としての SPD

　病院を演劇に例えると、診療部門（俳優）、経営管理部門（財務・人事、プロデューサー）、運用管理部門（裏方）に大別できる。

　「経営管理部門」では、プロデューサー（理事長）を中心に、お金・人（財務・人事）を集める。それを舞台（基盤、診療現場）で、監督（院長）の指示で、演じる俳優（医師、コメディカル）が「診療部門」に該当する。そして、演技の良否（診療の質）が評判を呼び、観客（患者）が集まる構図になる。舞台装置、照明、音楽、小道具、衣装、食事など（施設維持管理、材料、給食、など）を準備する裏方がおり、また、収入＝チケットの販売（医療事務）、宣伝（病診連携）、採算管理（経営企画）、情報提供（医療情報システム）、火災・盗難・事故防止（安全管理）などの診療サポート（劇場・舞台設営、維持管理）を行うのが「運用管理部門」である。

　SPD 研究会では、病院からのいろいろな要望に応えるために、SPD はどうあるべきか、議論を重ねてきた。その中で、SPD を "Service Providing Department/Division" として、広い意味で「サービスを担当・提供する部門・分野の業務」と捉え、政令 8 業務（滅菌・消毒、検体検査、患者給食、院内清掃、医療ガス設備保守、ME 機器保守、寝具類洗濯・賃貸、患者搬送）を含めた診療支援業務、および施設維持管理業務（ノンコア機能）に、医薬品・医療材料の調達を含めた業務を提供する部門とすることを提唱してきた。

　図 1 の通り、アウトソーシングできるもの、その業務を提供する役割が SPD であり、そのために、業界横断的に集まった SPD 研究会のメンバーが提携して、その役割を担うことができれば、サービス提供業者の存在価値も向上すると考えている。

　しかしながら、外部受託業者として病院経営の改善・効率化のために、アウトソーシングとしての SPD サービスの導入を唱えたところで限界がある

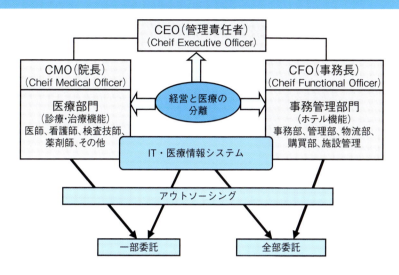

図1 病院機能・役割の分化とアウトソーシング（SPD）

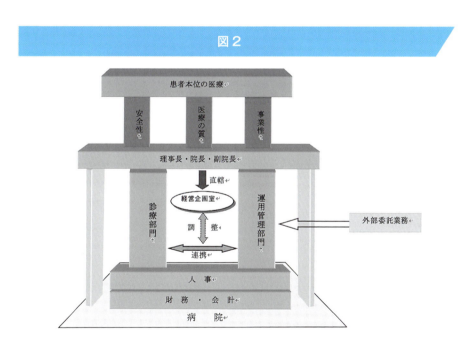

図2

のではないか、病院内でSPDをどのように位置付けるのかが重要であり、優先課題であるとの認識に立ち至った。

その理由としては、医師の本音を推察すると、治療・手術に必要な医療材料や医薬品がつねに準備され、野放図は許されないが、採算性を気にせずに

患者のために診療・治療に専念でき、管理・数字のことに煩わされたくなく、臨床的・学術的な側面に精力をつぎ込みたいとの思いであろう。

　また、看護師も医療材料、医薬品の手配忘れ、欠品などを気にせずにベッドサイドケアの時間を増やしたい、薬剤師、放射線技師、検査技師も専門の業務に専念したいと同様の思いを抱いていると思われる。そのためには、「診療部門」を全面的に支援・管理する部門として、診療の施設・環境を整える施設維持管理を含め、医療機器、医療材料、医薬品を揃え、診療報酬の計算、材料の使用記録管理、採算性の把握などを担当する運用管理部に経営企画管理部をあわせたSPDとしての「運用管理部門」を設置する必要性があるとの見解である。

　エフエスユニマネジメント社や、サクラ精機社などが最初に手掛けたSPD業務に立ち返ることになるが、SPDの概念を運用管理にまで広げることにより、SPDの位置付けが明確になれば、外部委託業者としては、SPD・運用管理部門の一部、ないし全部の業務を受託する仕組みが出来上がる。その結果、どのように病院経営に貢献できるのかが問われ、病院と委託業者のよりよいwin-winの関係が成り立って行くのではないとの考える。

（笠原庸介）

3章 共同購入

国の政策と共同購入の関係

はじめに

　近年、医療材料／医療機器や医薬品の共同購入（共同購買）が、あらためて注目されるようになった。その背景には、地域包括ケアシステムの構築、地域医療の再編・強化という大きな動きがある。そのための具体的な動きとして、公立病院改革、地域医療連携推進法人の制度化が挙げられよう。また、それらの動きとは別に、海外で事業を展開するという考え方も出てきている。

　以下、それらの動き、考え方と医療材料／医療機器や医薬品の共同購入（共同購買）の関係についてまとめる。

1）公立病院改革と共同購入 ^{（表1）}

①公立病院改革のためのガイドラインと共同購入

　総務省は平成19年、公立病院において医師不足も含めて経営状況が悪化していることに対応し、公立病院改革ガイドラインを策定した。その後、平成26年の通常国会で「地域における医療及び介護の総合的な確保を推進するための関係法律の整備等に関する法律」が成立した。都道府県による「地域医療構想」の策定など、新しい医療政策が展開されるようになり、地域包括ケアシステム構築に向けての取り組みも本格化した。

　そのような新たな状況に対応し、総務省は平成27年3月、新公立病院改革ガイドライン（以下、新ガイドライン）を策定した。それに基づき、各公立病院は遅くとも平成28年度中に、約5年間の計画としての新公立病院改革プラン（以下、新改革プラン）を策定しなければならない。

　新ガイドラインでは、①経営の効率化、②再編・ネットワーク化、③経営

3章　共同購入　／　国の政策と共同購入の関係

表1　共同購入・GPO・SPDに関連する政府レベルでの最近の動き

○平成25年6月14日　政府が「日本再興戦略-JAPAN is BACK-」閣議決定、医療の国際展開（新興国中心）打ち出す
○平成25年8月6日　政府の社会保障制度改革国民会議が報告書。医療法人制度・社会福祉法人制度の見直しとしてホールディングカンパニーのような枠組みを提案
○平成26年3月　厚生労働省が「医療法人等の提携・連携の推進に関する調査研究報告書」を公表。非営利ホールディングカンパニー組織が主要な調査・研究事項に
○平成26年6月25日　「地域における医療及び介護の総合的な確保を推進するための関係法律の整備等に関する法律」公布、順次施行。地域包括ケアシステムの構築を法律に明記
○平成27年2月9日　厚生労働省の「医療法人の事業展開等に関する検討会」が「地域医療連携推進法人制度（仮称）の創設及び医療法人制度の見直しについて」取りまとめ
○平成27年3月31日　総務省が「新公立病院改革ガイドライン」を策定
○平成27年9月28日　「医療法の一部を改正する法律」公布、地域医療連携推進法人の制度化へ
○平成28年3月　厚生労働省が「医療法人と自治体病院等との連携の状況に関する調査研究報告書」を公表
○平成28年6月2日　政府が「日本再興戦略2016 - 第4次産業革命に向けて - 」を閣議決定。医療・介護の国際展開としてアウトバウンドの推進を打ち出す
○平成29年2月17日　厚生労働省医政局長が「地域医療連携推進法人制度について」、厚生労働省医政局医療経営支援課長が「地域医療連携推進法人の定款例について」それぞれ通知
○平成29年3月21日　経済産業省が「海外における日本医療拠点の構築に向けた研究会報告書」を公表
○平成29年4月2日　地域医療連携推進法人の制度がスタート
○平成29年4月12日　厚生労働省が「海外における医療法人の実態に関する調査研究」報告書を公表
○平成29年5月31日　厚生労働省が「ヘルスケア産業の海外事業展開に関する経営方針・ニーズ調査及び課題に関する環境分析業務報告書」を公表

形態の見直し、④地域医療構想を踏まえた役割の明確化——という四つの視点で、それぞれの公立病院に取り組みを要請しているが、それらのうち①②③については、以前の公立病院改革ガイドラインでの視点を引き継いでいる。
　②の推進のため、平成27年度以降、公立病院の施設・設備の普通の整備については、病院事業債の元利償還金の25％を地方交付税措置とするが、新改革プランに基づく再編・ネットワーク化に係る施設・設備の整備については40％というように手厚い地方交付税措置（以下、40％地方交付税措置）

をする、としている。

　経営主体の統合を伴わないのであれば、関係病院などの間で、①機能分担による病床規模または診療科目の見直し、②共同購入などによる医薬品や診療材料の効率的調達、③医師の相互派遣による協力体制の構築、④医療情報の共有などによる医療提供の連携体制の構築——のすべての取り組みを行うことが、40％地方交付税措置の要件となる。ここで注目しなければならないのは、その新たな財政措置において、医薬品や医療材料などの共同購入が重視されていることである。

　また、新ガイドラインの詳細を説明するために、総務省は平成27年10月、「新公立病院改革ガイドラインQ&A」（以下、Q&A）を公表した（平成28年4月28日改訂）。新ガイドラインでは、公立病院の再編・ネットワーク化の一環として、二次医療圏などにおいて経営主体の統合の推進を打ち出している。ここでいう「経営主体の統合」とは、複数の自治体の病院が、例えば一部事務組合あるいは地方独立行政法人など単一の法人格の下での経営に移ることを意味しているが、その経営上のメリットについて「Q&A」ではつぎのように答えている。

　「管理者が複数の医療機関の人的・物的資源の配分を強力に統括できるようになるため、再編・ネットワーク化による効率化の効果を最大限に発揮することが期待できる。例えば、医療の機能分担、共通部分（管理部門等）の統合、医薬品等の共同購入などを大胆に進めることができるというメリットが期待できる」

②改革の実際とSPD、共同購買

　総務省は平成28年3月、公立病院経営改革事例集を公表した。これは公立病院改革プランに基づき、改革に取り組んでいる公立病院の事例を紹介しているものである。その中で、SPD（Supply Processing & Distribution、物品・物流管理システム）に関して、岩手県立宮古病院（344床）がつぎのような趣旨で紹介されている。

　岩手県立宮古病院は、医師確保の取り組み、地域医療連携で収入を増加させたほか、医療材料（診療材料）についてSPDの積極的な利用による費用節減により、経常収支100％を達成した。このSPDについては、すべての岩手県立病院（20病院、6診療センター）が平成25年4月から導入している。

　医療技術の高度化などに伴い、診療材料を廉価購入するには、専門的な知識やノウハウを活用する必要があるとして、同県では、それまで事務職員

が行っていた購入事務を、SPD の形で業務委託した。その調達代行の結果、平成 25 年度は岩手県立病院全体で、前年度比で 3.84%（約 3 億 900 万円）価格を引き下げた。また、消化払い方式の導入により、診療材料の期限切れ、余剰在庫保有のリスクが軽減されたため、岩手県立病院全体で約 5 億 3,600 万円の診療材料費の圧縮に成功した。

　公立病院（自治体病院）の動きは、厚生労働省も注目している。同省は平成 27 年度医療施設経営安定化推進事業として「医療法人と自治体病院等との連携の状況に関する調査研究」を実施し、同 28 年 3 月にその報告書を取りまとめ、公表した。同調査研究は、医療法人との機能分化・連携を進めている事例を把握することを目的に、開設主体が都道府県・市町村（地方独立行政法人含む）の病院、公的病院（日赤、済生会、厚生連、ほか）の計 1,385 施設を対象として、同 27 年 11 月にアンケート調査を実施し、432 件（以下、公立・公的病院）の回答（有効回答率 31.2%）について分析したものである。そこでは、実施している分野の一つとして共同購買（異なる法人が診療材料や医療機器等の購入価格情報を共有し、個別または一括で購入する形態）を例示し、取りまとめている。また、そのアンケート調査とは別に、同様の趣旨で新聞記事検索やインターネット検索などに基づく文献等調査も行っている。

　アンケート調査で回答（432 件）のあった公立・公的病院のうち、医療法人との連携などを「現在実施している」と回答したのは 25.4%（113 件）、「将来に向けた展開を検討している」が 5.3%（23 件）である。その「現在実施している」と回答した公立・公的病院において、共同購買の実施をしているのは 2.9%（6 件）となっている。また、共同購買を実施している背景は「経営悪化」で、期待する成果は「材料費の削減」である。

　文献等調査では「設立主体の異なる病院同士の共同購買事例は全国的にも希」とした上で、大学病院と自治体病院の共同購買の事例として、①徳島大学病院と県立徳島中央病院の例、②千葉大学医学部附属病院と千葉市立の 2 病院（市立青葉病院、市立海浜病院）の例を報告している。

　徳島大学病院と県立徳島中央病院は隣接し、「総合メディカルゾーン構想」も進められている。平成 21 年 10 月、地域医療再生計画の事業を両病院が連携して推進することで合意を交わし、医薬品や高額医療機器の調達なども連携・協力している。平成 26 年徳島大学事業報告によると、医薬品 32 品目で共同交渉を行い、経費削減の結果が出ているという。

　千葉大学医学部附属病院と千葉市立の 2 病院の例は、消費税率の 8% 引き上げが同医学部附属病院の経営に大きく影響し、国立大学法人になった平成

26年度決算で初めて赤字となったことを背景としている。同医学部附属病院では、赤字対策としてあらゆる経費節減に取り組んでおり、その一環として千葉市立の2病院と診療材料の共同購入を始めた。手術用の帽子、注射器などから始めて、徐々に品目数を拡大していく予定だという。

③共同購買組織・GPO

厚生労働省の「医療法人と自治体病院等との連携の状況に関する調査研究」報告書（前述）ではアンケート調査において、医薬品や診療材料の共同購買組織であるGPO（Group Purchasing Organization）に参加している公立・公的病院があったので、参考事例として紹介している。GPOの場合は、病院同士が連携して直接的に共同購買に取り組むのではなく、事業団体が病院を組織化し、それを背景にメーカーに対して価格交渉、共同購買を行う、という仕組みになっている。同報告書では「アメリカでは多くの実績があるが、日本ではまだ発展途中である」とした上で、日本国内のA団体、B団体の事業実績などを報告している。

A団体では、加盟病院の医師ほか医療従事者で構成する専門委員会が診療材料などについて選定品を決めるが、その選定品に切り替えるかどうかは加盟病院側が検討・判断する。共同購買組織の事務局は、メーカーに対して購買目標の達成度に応じた形の値引きとなるように、交渉をする。加盟病院は、既存の流通ルートを通して、それぞれが卸会社と個別に交渉した価格で共同購買の対象となる診療材料（選定品）などを購入する。そして最終的な精算の段階で、選定品について加盟病院の購入総量が目標数量に達していたら、メーカーから割引分の金額が加盟病院に返される。

平成26年で見ると、A団体には149病院が加盟し、削減額（成果額）は19.6億円、1病院当たり約1,300万円となっている。分野別で見ると汎用医療材料の共同購買に参加する病院が99と最も多く、8.2億円の削減、1病院当たり800万円程度の削減効果があったという。

GPOにおいては、選定品を購入しない病院が多い場合、仕組みとして成り立たなくなる。そのため、A団体、B団体とも、選定品への切り替えの意欲の薄い病院の加入は歓迎しない、という。そのような状況を踏まえて、「医療法人と自治体病院等との連携の状況に関する調査研究」報告書では、「病院側の費用抑制への意欲と実現に向けた取り組みが成否を分けることになる」と指摘している。

なお、厚生労働省が平成29年5月31日に公表した「ヘルスケア産業の海外事業展開に関する経営方針・ニーズ調査及び課題に関する環境分析業務

第Ⅲ編　SPDの実際と将来像

報告書」では、米国における病院やメーカーの状況について、「GPO を介さずに直接取引をすることも可能ではあるが、医療機関は GPO との"契約外"の新しい医療機器の購入を敬遠する傾向がある」、「医療設備購買の決定権が臨床医からヘルスケアシステム（いわゆるチェーン病院＝筆者注）の経営層に移行し、コストが重視される流れとなったため、コスト削減が図れる大手のメーカー、GPO、保険事業者が優位に立ちやすい市場が形成されている」と報告している。

2) 地域医療連携推進法人と共同購入

①法制化の経緯と概要

改正された医療法に基づき、平成 29 年 4 月 2 日から、地域医療連携推進法人の制度がスタートした。

その制度化を進める大きなきっかけとなったのが、政府の社会保障制度改革国民会議が平成 25 年 8 月 6 日に取りまとめた報告書だ。同報告書では「医療法人制度・社会福祉法人制度の見直し」という項目を設け、「非営利性や公共性の堅持を前提としつつ、機能の分化・連携の推進に資するよう、例えばホールディングカンパニーの枠組みのような法人間の合併や権利の移転等を速やかに行うことができる道を開くための制度改正を検討する必要がある」と指摘している。

それを踏まえて、厚生労働省は平成 25 年度の医療施設経営安定化推進事業として「非営利ホールディングカンパニー組織」を主要な調査・研究項目とする「医療法人等の提携・連携の推進に関する調査研究」を行い、同 26 年 3 月付けで、その報告書を公表した。その中で、非営利ホールディングカンパニー組織の組織要件に関する論点・留意点なども挙げられている。

このような大きな動きの中で厚生労働省が設置した「医療法人の事業展開等に関する検討会」は平成 27 年 2 月 9 日、「地域医療連携推進法人制度（仮称）の創設及び医療法人制度の見直しについて」の取りまとめを行った（写真 1）。同省は、そこでの地域医療連携推進法人制度（仮称）の考え方を反映させる形で「医療法の一部を改正する法律案」を作り、平成 27 年の通常国会に提出、同年 9 月に成立させた。

地域医療連携推進法人の制度は、地域において医療機関相互の機能分担、業務の連携を推進することを目的としていて、医療連携推進業務を行う一般社団法人について、都道府県知事が地域医療連携推進法人として認定する。

地域医療連携推進法人に社員として参加できるのは非営利法人で、主として医療法人を想定しているが、地域包括ケアシステムを構築するための事業、例えば介護保険事業などを行っている非営利法人も、その対象となる。地域医療連携推進法人は、参加した非営利法人の従事者の研修、医薬品や医療材料／医療機器の供給、資金貸付などを行う。

　平成27年8月5日、「医療法の一部を改正する法律案」について審議する衆議院・厚生労働委員会で、地域医療連携推進法人のメリットについて、与党の委員から質問が出た。それに対して、永岡桂子・厚生労働副大臣がつぎのような趣旨の答弁をしている。

　「地域医療連携推進法人を活用するメリットは、この法人が本部機能を果たして、グループ内の医療機関の医療機能の分化、連携を推進するために、医師、看護師の柔軟な配置が可能になること。また、医薬品、医療機器の共同購入で、経営効率の向上などが期待される。このようにして、地域で切れ目のない医療を受ける体制が整備される、と考えている」

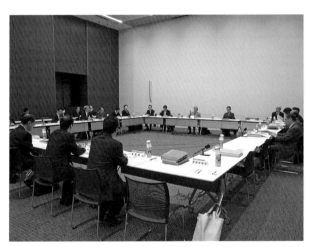

写真1　医療法人の事業展開等に関する検討会（平成27年2月9日）

② 「共同購入の調整」と「共同購入」

　地域医療連携推進法人においては、共同購入は主要な事業の一つとして位置づけられている。

　例えば、厚生労働省医政局医療経営支援課長が平成29年2月17日に各都道府県に対して「地域医療連携推進法人の定款例について」の通知を行った。いわゆるモデル定款において、四つの事業を挙げた。そのうちの一つの

図 1　地域医療連携推進法人の定款例

（目的） 第3条　本法人は、医療連携推進方針に基づき、〇〇に関する医療連携推進業務を行い、地域医療構想の達成及び地域包括ケアシステムの構築に資することを目的とする。	・必須記載事項
（医療連携推進区域） 第4条　本法人の医療連携推進区域は、〇〇県〇〇市、〇〇市、〇〇町とする。	・必須記載事項
（医療連携推進業務） 第5条　本法人は、第3条の目的を達成するため、次の事業を行う。 (1) 医療従事者の資質向上に関する共同研修 (2) 医薬品・医療機器の共同購入の調整、その他の物資の共同購入 (3) 参加法人に対する資金の貸付け、債務の保証、基金を引き受ける者の募集 (4) 医療連携推進方針に沿った連携を推進するための〇〇事業	・医療法第70条の2第2項第2号に基づき医療連携推進方針に記載した、病院等の機能分担や業務連携に関する事項を掲げること。

項目が「医薬品・医療機器の共同購入の調整、その他の物資の共同購入」となっている（図1）。

　また同日、厚生労働省医政局長が各都道府県に「地域医療連携推進法人制度について」の通知を行い、地域医療連携推進法人による共同購入についてはつぎのように二つに分けて説明をしていることに留意する必要がある。

●医薬品、医療機器に係る調整を行う場合には、地域医療連携推進法人が一括購入を調整し、個別の購入契約については参加法人（社員）がそれぞれ締結すること。
●医薬品、医療機器以外の物品等の供給を行う場合には、地域医療連携推進法人が、一括購入を実施する場合、一括購入を調整する場合または一括購入を実施しない場合が考えられること。なお、いずれの場合であっても、関連する法令等を遵守して実施すること。

　つまり、医薬品や医療機器については、地域医療連携推進法人が共同購入

（一括購入）したとしても、「医薬品、医療機器等の品質、有効性及び安全性の確保等に関する法律」（医薬品医療機器法、旧・薬事法）の規定／規制により、その一括購入したものを参加法人（病院など）に販売することは基本的にできず、不都合が生じることになる。したがって、地域医療連携推進法人は、共同購入の調整は行うが、その後の一括購入の主体にはならないようにする。

なお、医薬品や医療機器以外の物資については、そのような法的規定／規制は基本的にないので、地域医療連携推進法人が共同購入の調整をした上で、一括購入をしても不都合は生じない。

③地域医療連携推進法人による共同購入の実際

地域医療連携推進法人の制度が平成29年4月2日にスタートし、同日と翌日において、地域医療連携推進法人として、地域医療連携推進法人尾三会（愛知県）、一般社団法人備北メディカルネットワーク（広島県）、一般社団法人アンマ（鹿児島県）、一般社団法人はりま姫路総合医療センター整備推進機構（兵庫県）の4法人が認定されている。それらの主な目的は、地域医療（へき地医療含む）の強化、地域における病院の再編・統合であり、まさに地域医療連携推進法人の趣旨に沿ったものといえる。

それらの地域医療連携推進法人のうち最も参加法人が多く、地理的にも広域をカバーするのが、愛知県の藤田保健衛生大学病院を中心とした尾三会（びさんかい）だ。これには、医療生協、一般病院、診療所、特養、老健施設も参加しており、医療と介護を切れ目なく提供できるようになっている。

愛知県が公表している資料によると、尾三会の医療連携推進方針における「病院等相互間の機能の分担及び業務の連携に関する事項及びその目標」の中で、共同購入に関してつぎのように記載している。

●医薬品の一括交渉を通じ、グループ内施設の経営の効率化を図ります。具体的には、平成29年4月に医薬品購入状況の調査を実施し、平成29年6月中に共同購入希望施設向け説明会を実施する。実質的な運用は平成29年10月から始めます。

●医療機器等の共通化及び一括価格交渉を通じ、グループ内施設の経営の効率化を図ります。具体的には、平成29年4月からグループ内施設で共通で購入する医療機器の交渉依頼の申し出があった場合には交渉を開始いたします。

そのような尾三会の取り組みは GPO（別項参照）の要素を持つもの、と いえよう。

なお、広島県の市立病院 2 施設と地区医師会立の施設による地域医療連 携推進法人「備北メディカルネットワーク」でも、医療連携推進方針におい て「医薬品、診療材料、医療機器等の購入に際して、参加病院が共同で価格 交渉等を行うことにより、スケールメリットを活かしたコスト削減を図る」 としている（平成 30 年 1 月に地元の赤十字病院が参加した）。

3）医療技術・サービスの国際展開と共同購入

①日本再興戦略

平成 24 年末、政権交代があり、自公連立政権が復活し、安倍内閣が誕生 した。翌 25 年 6 月、政府は「日本再興戦略」を閣議決定し、日本の医療技術・ サービスの国際展開を打ち出した。そこでは、新興国を中心に日本の医療拠 点を平成 32 年までに 10 カ所程度創設し、日本の良質な医療を普及する観 点から、相手国の実情に適した医療機器・医薬品、インフラなどの輸出を促 進する、としている。それらの考え方は、政府が平成 28 年 6 月に閣議決定 した「日本再興戦略 2016」に引き継がれ、より具体的な目標を掲げている。

そのような政府の方針を踏まえて、経済産業省、厚生労働省それぞれが平 成 29 年 3 月から 5 月にかけて、医療の国際展開に関する報告書を取りまと め、公表した。その一つである経済産業省の「海外における日本医療拠点の 構築に向けた研究会」の報告書は、特に、新興国において拡大している医療 サービス市場に着目し、そこに日本の医療拠点を置き、日本が特徴を有する 医療を提供することで、その市場の取り込みを図る、という発想で論理を展 開している。

②新興国での院内業務サポートとしての共同購入・SPD

その新興国の市場で直接的に提供するのは、日本が特徴を有する医療（医 療技術・サービス）である低侵襲医療、機器小型化、個別化医療、遠隔医療、 人間ドック、リハビリテーション、チーム医療、救急・患者搬送、医師や医 療専門職の育成、などを想定している。

ただし、それらの医療技術・サービスだけを持ち込むのは、難しい。それ らを支える基盤も必要である。その基盤として、「海外における日本医療拠 点の構築に向けた研究会」の報告書では、①医療を支えるサービス（検体検

図2　日本が特徴を有する医療の例

日本が特徴を有する医療の例

医療のコアとなる領域	診断、治療	低侵襲医療 鏡視下手術（腹腔鏡・胸腔鏡）	遠隔医療 遠隔読影　遠隔診断	小型機器を 用いた医療	個別化 医療	検査センター （共同利用）	救急・ 患者搬送
	予防・予後	健康診断 （予防）	リハビリ （予後）				
	人材・組織力	医師の育成	看護師の育成	医療系専門職の育成 （資格制度）	チーム医療		
医療を支える周辺サービス	院内業務サポート	医事代行	検体検査	治験支援 （SMO）	ME機器 保守・メンテナンス	SPD	調達代行　共同購入
	衛生管理サポート	滅菌消毒	感染症対策	医療廃棄物処理	清掃	リネン	病院給食
	病院経営支援	経営コンサルティング	病院情報システム	マネジメント人材育成	人材紹介	併設施設運営	
上記以外	自然災害に強い 設計・施工・維持管理	企画・開発	設計（防災、耐震・免震、設備設計、バリアフリー等）	ファシリティマネジメント			
	制度	医療保険制度	予防システム				
	その他	医療情報サービス （医師向け）	災害医療対応（D-MAT等）				

（SPDや共同購入が例示されている）

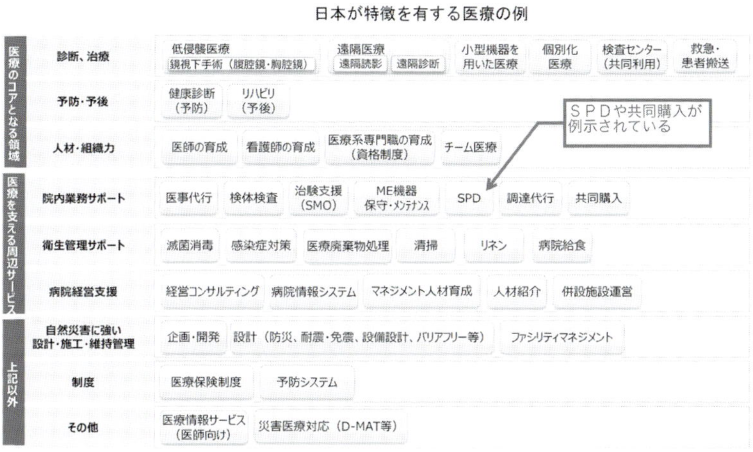

出典：経済産業省「海外における日本医療拠点の構築に向けた研究会 報告書」

査サービス、医療情報システムなど）、②安全性・ホスピタリティを提供するサービス（滅菌、リネンなど）、③社会インフラを支えるサービス（現地での人材育成など）を挙げ、それらも重視している。③が最も下支えとなるもので、その上に②、①という構造になる。そのような構造があって初めて、日本の特色のある医療技術が安定的に提供できるわけである。

　ここで注目しておきたいのは、日本が特徴を有する医療は、狭義の医療技術だけではないことである。その中には、医療を支える周辺サービス（院内業務サポート）としてのSPD、共同購入なども含まれている（図2）。それらは上記の分類では、①（医療を支えるサービス）に相当するが、今後、わが国の医療産業が新興国に打って出る場合、SPDや共同購入は現地において準備すべき重要なサービスといえるのである。

　わが国のSPD関係者においては、特に、新興国における事業展開なども視野に入れておくべき時代が来ているのである。

（牧潤二）

あとがき

　日本 SPD 協議会設立を契機に一念発起したとはいえ、本当に書籍として出版できるのか、読者対象者はだれか、SPD に興味があり読んで下さる人はどのぐらいいるのか、など多くの不安材料を抱えながら、いささか無謀な出版計画であったと、今さらながら思っております。とはいえ、お陰様で、関係各位の多大な御支援、ご協力をいただき、なんとかゴールまで漕ぎ着けることができたことは、望外の喜びです。同時に、SPD に関心のあるかたには、「まずは本書を入門書としてお読みいただきたい」とお願いできるようになり、「SPD とは何か」を説明する煩わしさから解放されるであろうと、安堵しているところです。

　「はじめに」で、本書は「日常の仕事等の参考になればとの思いで、医療製品の物流管理を説明・解説する『読物』であり、学術書ではありません」と述べました。その通り、学術的な書籍としては、矛盾点、説明不足の面も多々あり、ご批判もあろうかと存じます。あくまでも「SPD 入門」の取っ掛かりとして、ご活用いただくことを願っています。

　病院に対する要求・苦言が随所にみられます。SPD 事業者の立場を擁護するトーンが強くなっているかと思います。さらには、「質が悪く、ロクな仕事もしていないのになにをいっているか」との声が聞こえてきそうで、反省点も多く、申し訳ないばかりです。これも弱い立場の SPD 事業者が、SPD 業務の理解と発展、病院経営の健全化、医療の質の向上を願う思いの強さの顕れと、ご容赦いただきたくお願い申し上げます。

　AI や IoT が、急速に普及する時代に突入しています。人手に頼った医療製品の細かな物品管理手法は時代遅れで、非効率的であるとの印象を抱かれる読者も多いと思います。しかしながら人手に頼っているとはいえ、昨今の人手不足に拘わらず、最低賃金に満たない労務対価（例：300 床規模病院、SPD 業務（手術室支援業務含む）月額 30 万円、など）で SPD 業務委託契約が結ばれている現実があります。この問題を解決するのが喫緊の課題と認識しています。

　日本の医療は、固有の医療政策に基づく世界に誇れる国民皆保険制度、診療報酬制度等により、高い医療レベルを維持していますが、一方では少子高齢化、国民医療費の高騰など、多くの問題を抱えています。医療法や診療報酬制度の改正、規制緩和を行えば、効率的な物品物流管理は簡単に実現でき

るとの意見もあります。しかし、法改正は簡単にはいかず、トレーサビリティなど医療安全がますます求められているため、一朝一夕に効率的・効果的な物品物流管理を達成することは困難です。また現状の保険制度等を継続させるには、健全な病院経営が大前提です。そのためには病院関係者のみならず、行政および製造メーカー、卸売業、小売業、サービス提供業者など、医療関連業者が一体となって取り組んでいくことが必要だと考えています。

　最後に本書の執筆を快くお引き受けいただいた田中聖人氏（京都第二赤十字病院・医療情報室長）、小森博達氏（横浜市立みなと赤十字病院・副院長）、山本功二氏（聖隷三方原病院・事務長）、梅澤朋子氏、山本江里香氏、山之内梨氏（魚沼基幹病院手術室・看護師）、植村康一氏、前川ふみ氏（流通システム開発センター・GS1 ヘルスケアジャパン協議会・事務局）、牧潤二氏（医療ジャーナリスト）、田村雄一郎氏（MD-Net）の皆様、および日本 SPD 協議会の執筆担当メンバーにこの場を借りて御礼申し上げます。また、日本 SPD 協議会の事務局長として、今や身内になったとはいえ、大きな出版リスクを背負って尽力いただいた篠原出版新社の井澤泰編集長に深く感謝申し上げる次第です。

2018 年 2 月吉日

（一社）日本医療製品物流管理協議会

理事長　笠原　庸介

『SPD 読本』執筆者リスト （50 音順）

植村　康一　（一財）流通システム開発センター ヘルスケア業界グループ長

梅澤　朋子　新潟県地域医療推進機構　魚沼基幹病院手術室看護師長

笠原　庸介　（一社）日本 SPD 協議会理事長　㈱メディ・ケア情報研究所代表取締役

菊地　公明　（一社）日本 SPD 協議会専務理事

工藤　正一　（一社）日本 SPD 協議会理事　サクラシステムプランニング㈱システム
　　　　　　　マネジメント部長

小森　博達　横浜市立みなと赤十字病院副院長

田中　聖人　京都第二赤十字病院医療情報室長

田村雄一郎　@MD-Net（一社）日本医療機器ネットワーク協会　事務局次長

鶴来　隆一　冨木医療器㈱　カスタマーソリューション部課長

友宗　直樹　㈱アステム　ソリューション部　医薬 SPD 課　主管

中村　崇　（一社）日本 SPD 協議会理事　冨木医療器㈱　執行役員カスタマーソ
　　　　　　　リューション部部長

福井　泰志　㈱リブドゥコーポレーション　メディカル営業本部営業企画課

穂田　哲也　㈱メディプラス・マネジメント　データソリューション部部長

前川　ふみ　（一財）流通システム開発センター　ヘルスケア業界グループ

牧　潤二　医療ジャーナリスト

松本　康雅　㈱サン・システム取締役執行役員副社長

松本　義久　（一社）日本 SPD 協議会副理事長　㈱サン・システム取締役会長

山本　功二　聖隷三方原病院事務長

山之内梨絵　新潟県地域医療推進機構魚沼基幹病院手術室主任看護師

山本江里香　新潟県地域医療推進機構魚沼基幹病院手術室看護師

SPD読本 –SPDの定義・実際・将来–　　定価（本体 2,750 円 + 税）

2018 年 3 月 10 日　第 1 版第 1 刷発行	
監 修 者	一般社団法人日本医療製品物流管理協議会
	（略称：日本 SPD 協議会）
発 行 者	藤原　大
印 刷 所	ベクトル印刷株式会社
レイアウト・デザイン	株式会社パピルス

発 行 所	株式会社 篠原出版新社

〒113−0034　東京都文京区湯島 2−4−9 MD ビル
電話（03）3816−5311（代表）　郵便振替　00160−2−185375
E-mail：info@shinoharashinsha.co.jp

乱丁・落丁の際はお取り替えいたします。
本書の全部または一部を無断で複写複製（コピー）することは、著作権・出版権の侵害になることがありますのでご注意ください。
ISBN 978-4-88412-500-4　Printed in Japan